膝关节骨性关节炎
截骨与置换

主编 ◎ 史宝明　黄　海　王汝江　杨　博

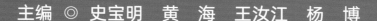

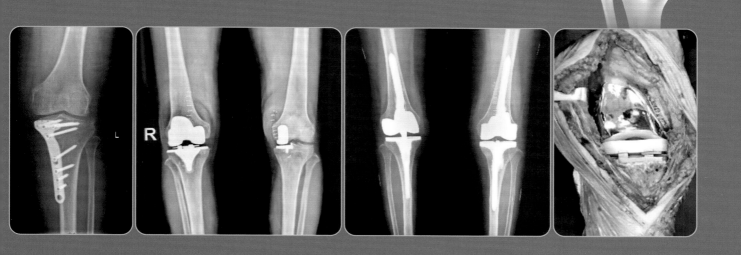

科学技术文献出版社
SCIENTIFIC AND TECHNICAL DOCUMENTATION PRESS

·北京·

图书在版编目（CIP）数据

膝关节骨性关节炎截骨与置换 / 史宝明等主编.

北京：科学技术文献出版社，2024. 9. -- ISBN 978-7
-5235-1730-7

Ⅰ. R687.4

中国国家版本馆 CIP 数据核字第 2024YB5112 号

膝关节骨性关节炎截骨与置换

策划编辑：蔡 霞　　责任编辑：蔡 霞　　责任校对：张吲哚　　责任出版：张志平

出 版 者　科学技术文献出版社

地　　址　北京市复兴路15号　　邮编 100038

编 务 部　（010）58882938，58882087（传真）

发 行 部　（010）58882868，58882870（传真）

邮 购 部　（010）58882873

官 方 网 址　www.stdp.com.cn

发 行 者　科学技术文献出版社发行　全国各地新华书店经销

印 刷 者　北京地大彩印有限公司

版　　次　2024 年 9 月第 1 版　2024 年 9 月第 1 次印刷

开　　本　889×1194　1/16

字　　数　243千

印　　张　10.5

书　　号　ISBN 978-7-5235-1730-7

定　　价　288.00元

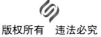

编委会

主 编 史宝明 黄 海 王汝江 杨 博

编 者 （按姓氏拼音排序）

陈 林（鞍钢集团总医院）

刁天月（中铁邳州医院）

董丽军［阳泉煤业（集团）有限责任公司总医院］

董 友（大同市第五人民医院）

段泽敏（五矿邯邢职工总医院）

冯俊祥［阳泉煤业（集团）有限责任公司总医院］

葛建忠（阳泉市第一人民医院）

郭宇宁（运城市中心医院）

侯效正［阳泉煤业（集团）有限责任公司总医院］

黄 海［阳泉煤业（集团）有限责任公司总医院］

贾本让（运城市中心医院）

焦 强（山西医科大学第二附属医院）

李春江（山西医科大学第二附属医院）

李 晓（通用技术环球医疗集团）

李晓东（长治市第二人民医院）

李 震（山西华晋骨科医院）

刘 刚（中铁十七局医院）

刘广辉［阳泉煤业（集团）有限责任公司总医院］

刘 强（北京大学人民医院）

刘煊文（通用医疗成都 三六三医院）

刘永军［阳泉煤业（集团）有限责任公司总医院］

芦 浩（临汾市中心医院）

马 刚（攀钢集团总医院）

史宝明［阳泉煤业（集团）有限责任公司总医院］

田继暄［阳泉煤业（集团）有限责任公司总医院］

王 斌（浙江大学第一附属医院）

王 晶［阳泉煤业（集团）有限责任公司总医院］

王汝江［阳泉煤业（集团）有限责任公司总医院］

王思成（上海中冶医院）

王文革（临汾市中心医院）

王文栓（阳泉市第三人民医院）

王小铁（晋城市人民医院）

魏 杰（山西省人民医院）

杨 博［阳泉煤业（集团）有限责任公司总医院］

于 虎（桐乡市第二人民医院）

元占玺［阳泉煤业（集团）有限责任公司总医院］

张 波（通用医疗汉中三二〇一医院）

张富军（西电集团医院）

张喜财［阳泉煤业（集团）有限责任公司总医院］

张宇明（山西省人民医院）

张元生［阳泉煤业（集团）有限责任公司总医院］

赵毓军（晋城市人民医院）

朱江涛（忻州市人民医院）

主编简介

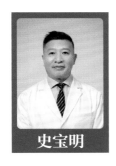

史宝明

主任医师，阳泉煤业（集团）有限责任公司总医院骨科首席专家，山西中医药大学硕士研究生导师。曾在英国爱丁堡皇家医院骨科和皇家儿童医院、德国Landshut医院骨科和Lubinus骨科医院、俄罗斯伊利扎洛夫骨科中心访问学习。从事骨科专业42年，擅长髋膝关节置换及关节翻修，在山西省率先开展了全股骨置换、肩关节置换等新技术。发表论文30余篇，主编著作2部，主译著作1部，获得实用新型专利1项。荣获山西省五一劳动奖章、阳泉市政府特殊津贴拔尖人才等荣誉称号。

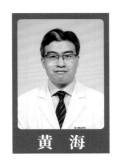

黄 海

主任医师，阳泉煤业（集团）有限责任公司总医院院长助理兼骨科二病区主任，山西医科大学硕士研究生导师。中国老年学和老年医学学会老年骨科分会委员、国家应急救援专家委员会委员、山西省专家学者协会骨科专业青年委员会常务委员。从事骨科工作近20年，擅长髋膝关节置换及骨折的微创手术治疗。近年来，开展了骨盆骨折通道螺钉内固定、复合加压固定系统保髋治疗股骨颈骨折等新技术。完成省市科研项目3项，获批实用新型专利2项，在国内外期刊发表学术论文近20篇，主编出版著作1部。荣获山西省劳动模范、山西省"三晋英才"青年优秀人才等荣誉称号。

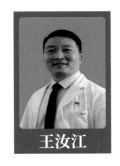

王汝江

主任医师，阳泉煤业（集团）有限责任公司总医院院长，山西医科大学硕士研究生导师，骨科学科带头人。中华中医药学会脊柱微创专家委员会委员、中国医学救援协会运动伤害分会关节运动伤害学组常务委员、山西省医学会运动医学委员会副主任委员。在骨关节炎及关节损伤等疾病的诊治方面具有丰富经验，擅长人工关节置换和各类骨科创伤的微创手术治疗。近年来，开展了骨科手术机器人辅助膝关节置换、PRP治疗关节炎、3D打印辅助骨科手术治疗等新技术。荣获山西省"三晋英才"拔尖骨干人才、阳泉科技创新人才等荣誉称号。

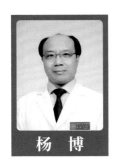

杨 博

主任医师，阳泉煤业（集团）有限责任公司总医院骨科二病区副主任。中国煤矿创伤学会委员、山西省医学会骨科学专业委员会委员。从事骨科临床工作22年，擅长四肢骨折的诊治及微创治疗，精通髋、膝关节置换，尤其在老年骨科伤病方面的诊治经验丰富。每年完成各类骨科手术300余台。注重临床科研，主持完成阳泉市科学技术局科研项目1项，荣获阳泉市科技进步二等奖。在国家级及省级杂志发表论文10余篇，参与出版著作1部，参与翻译著作1部。

前　言

　　膝关节骨性关节炎又被称为膝关节增生性关节炎、膝关节退行性关节炎等，是影响人们生活质量最常见的骨关节疾病。随着老龄化进程的加快和人口寿命的延长，其成为骨科临床工作中增长率最快的疾病之一。

　　膝关节骨性关节炎的治疗除药物治疗、理疗、运动治疗等保守治疗外，手术是终末期病程的最终治疗方法。目前手术方法种类繁多，提倡阶梯治疗、保膝与换膝并重，针对不同个体选择不同的治疗方法。手术方法有膝关节周围截骨术、部分膝关节置换术及全膝关节置换术。膝关节周围截骨术分为胫骨高位截骨术和股骨远端截骨术，可使一部分患者免于或推迟行膝关节置换术。部分膝关节置换术包括内侧单髁置换术、外侧单髁置换术、髌股关节置换术及双间室置换术，其中牛津单髁于 1976 年 6 月 30 日由 Goodfellow 在牛津置入患者体内，收到完美的临床效果。全膝关节置换术为三间室置换，现代全膝关节置换术始于美国的 Insall 及 Ranawat，其设计了后稳定型膝关节假体（PS 假体）与后交叉韧带保留型膝关节假体（CR 假体），后来又发展出了后交叉替代型膝关节假体（CS 假体）、髁限制型膝关节假体（CCK 假体）及旋转铰链型膝关节假体（RHK 假体）等，来满足不同复杂情况的需要。

　　保膝不是人人皆宜，换膝不是一劳永逸。膝关节骨性关节炎治疗方法的选择要严格掌握好适应证，有绝对适应证，也有交叉适应证。截骨术可保留自己的全部关节结构，单髁置换术会保留前后交叉韧带，可获得良好的本体感觉。而全膝关节置换术的假体又分为保留后交叉韧带和切除后交叉韧带的假体，如果韧带功能不全，还要使用 CCK 假体和 RHK 假体等。严格的适应证选择是基础，过硬的手术技术是关键，有效的并发症防治是保障，再加上术后镇痛及快速康复的完美配合，才能收到更好的效果，使患者受益最大化。未来会进入到人工智能、机器人时代，会极大提高手术的精准性及疗效。

感谢郭万首教授、纪斌平教授和张民教授在编写本书过程中给予的指导。本书就膝关节骨性关节炎的截骨术与置换术进行了文献及经验的总结和展现，由于作者水平有限，不足之处在所难免。愿与有志于膝关节骨性关节炎阶梯治疗的同道共同学习和探讨，望广大骨科同人不吝赐教！

通用技术环球医疗集团

阳泉煤业（集团）有限责任公司总医院

2024 年 8 月

目 录

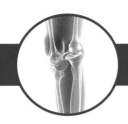

第一章

膝关节骨性关节炎基础知识

第一节　膝关节骨性关节炎概述

骨性关节炎（osteoarthritis，OA）又被称为增生性关节炎、退行性关节炎、老年性关节炎及骨性关节病等，是一种累及关节软骨，以关节疼痛为主要症状表现的慢性退行性疾病，可单侧发病，也可双侧发病（图 1-1-1）。

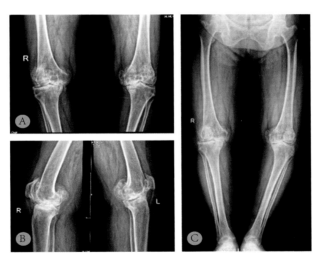

图 1-1-1　典型双侧膝关节骨性关节炎

OA 好发于中老年人群，65 岁以上人群有半数以上罹患 OA。该病严重影响患者的生活质量，成为全球第四大致残性疾病。其中，膝关节骨性关节炎（knee osteoarthritis，KOA）是发病率最高、临床最常见的 OA，同时对个体和社会而言，也是负担最重的一种 OA。1998 年 4 月，在世界卫生组织（World Health Organization，WHO）支持下，于瑞典隆德大学举办了由 70 多位骨科、风湿科、骨质疏松、创伤及理疗与健康专家参加的研讨会，会上提出将 2000—2010 年定为"骨与关节十年"，1999 年 11 月由时任联合国秘书长安南签署正式文件。2000 年 1 月 13—15 日，WHO 于日内瓦正式在全球范围内启动此项活动，将每年的 10 月 12 日定为"世界关节日"。我国于 2002 年正式加入全球"骨与关节健康十年行动"，旨在提醒人们重视 OA 的防治，因其晚期会使关节变形、肌肉萎缩，致残率高，并带来心、肺等器官功能减退，所以需要早期干预和治疗。

　　来自中国健康与养老追踪调查（China health and retirement longitudinal study，CHARLS）数据库的研究显示，我国症状性 KOA 患病率高达 8.1%，显著高于髋骨关节炎。同时有着显著的性别、区域分布差异和鲜明的地域特征，即女性（10.3%）高于男性（5.7%），农村高于城市，西南（13.7%）及西北地区（10.8%）高于华北（5.4%）和东部沿海地区（5.5%）。KOA 的主要病理过程包括膝关节软骨退行性变，以及关节滑膜、关节软骨周围原发性增生性改变（图 1-1-2）。

　　近年来，研究提示，机械损伤、组织细胞外环境变化及软骨细胞修复失调，可能是 KOA 发病的三大潜在细胞生物学机制。

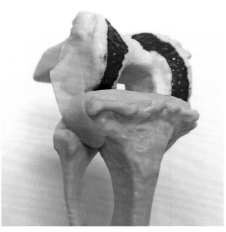

图 1-1-2　关节软骨明显磨损及骨性增生

此外，多种相关因素可能会增加 KOA 的发病风险，如年龄、性别、肥胖和关节损伤等。总体而言，KOA 虽然发病率高，但也是多种 OA 中发生发展阶段性最为清晰、流行病学研究相对充分、相应治疗方法及原则最为明确的类型。

第二节　膝关节骨性关节炎的诊断

一、临床表现

1. 膝关节疼痛

　　疼痛是 KOA 最常见的临床表现，也是绝大多数患者就诊的直接原因和第一主诉。疾病初期常表现为轻中度、间歇性隐痛，患者可出现上下楼梯、蹲起动作受限，并呈现显著的活动相关性，即休息可缓解，活动后加重（图 1-2-1）。

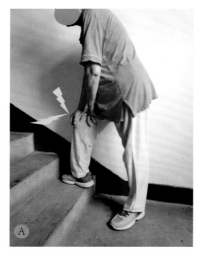
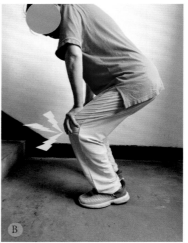

图 1-2-1　初期患者可出现上下楼梯、蹲起动作受限

此外，患膝疼痛程度多与温度有关，寒冷、潮湿环境均可诱发或加重疼痛。疾病中期，疼痛症状进一步加重，可影响患者平地行走。疾病晚期，常出现持续性疼痛，以夜间痛为主要特征。患者日常生活严重受限，严重者可累及睡眠及轻度非负重活动。体格检查可及关节局部压痛，在伴有关节肿胀时尤为明显。

2. 膝关节活动受限

膝关节活动受限常见于 KOA 中晚期患者，多表现为晨起时关节僵硬及紧缩感，持续数分钟至十多分钟不等，极少超过 30 分钟，活动后可缓解。此外，患者在疾病进展过程中可出现关节交锁症状，晚期关节活动可明显受限，严重者将导致残疾。

3. 膝关节畸形

膝关节畸形多见于疾病晚期，关节软骨磨损变薄、半月板损伤脱落、骨赘增生变化及关节腔滑膜炎性积液等多种因素均可导致膝关节畸形。主要表现为内外翻畸形和旋转畸形（图 1-2-2）。

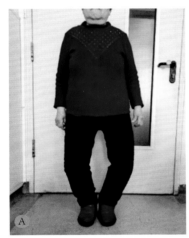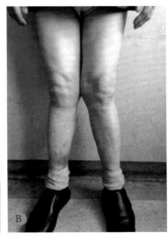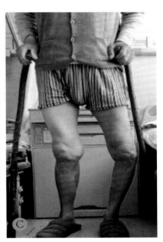

A. "O" 形腿；B. "X" 形腿；C. 顺风腿。

图 1-2-2 不同类型的膝关节畸形

二、影像学表现

1. 膝关节 X 线

作为 KOA 确诊的影像学"金标准"，KOA 在 X 线片上主要表现为：①受累关节非对称性关节间隙狭窄；②软骨下骨硬化和（或）囊性变；③关节边缘骨赘形成。目前，临床上广泛采用 Kellgren-Lawrence（K-L）分级作为 KOA 在 X 线片上的分级标准（表 1-2-1，图 1-2-3）。

表 1-2-1 Kellgren-Lawrence 分级

分级	描述
0 级	无显著改变
I 级	轻微骨赘
II 级	明显骨赘，但未累及关节间隙
III 级	关节间隙轻、中度狭窄
IV 级	关节间隙重度狭窄，软骨下骨硬化

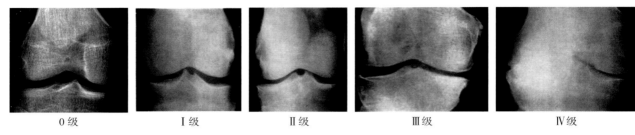

| 0 级 | Ⅰ 级 | Ⅱ 级 | Ⅲ 级 | Ⅳ 级 |

图 1-2-3　KOA K-L 分级

2. 膝关节电子计算机断层扫描

膝关节电子计算机断层扫描（computed tomography，CT）常用于 KOA 的补充及鉴别诊断。具体影像学表现包括受累关节间隙狭窄、软骨下骨硬化和囊性变及边缘骨赘增生等。

3. 膝关节磁共振

膝关节磁共振（magnetic resonance imaging，MRI）对于诊断早期 KOA（症状体征可不明显、不固定，常仅有慢性膝痛或伴 MRI 表现）有着重要价值，同时对 KOA 的鉴别诊断和临床研究也有深远意义。具体影像学表现包括受累关节软骨磨损变薄、骨髓水肿、半月板损伤变性、关节腔积液形成及腘窝囊肿等。目前，国际上公认 Recht 分级作为 KOA 软骨病变的 MRI 分级标准（表 1-2-2）。

表 1-2-2　Recht 分级

分级	描述
0 级	正常关节软骨，软骨弥漫性均匀变薄但表面光滑
Ⅰ 级	软骨分层结构消失，内可见局灶性低信号区，但软骨表面光滑
Ⅱ 级	软骨表面轮廓轻中度不规则，软骨缺损深度未及全层厚度的 50%
Ⅲ 级	软骨表面轮廓中重度不规则，软骨缺损深度超过全层厚度的 50%，但尚未完全脱落
Ⅳ 级	软骨全层缺损脱落，软骨下骨暴露，伴或不伴软骨下骨信号改变

三、分期诊断

根据 KOA 阶梯治疗专家共识（2018 年版），KOA 分为以下 4 期。

1. 初期

疼痛：偶发膝关节疼痛；活动：可正常进行日常活动；肿胀：无膝关节肿胀；畸形：无明显畸形（或原有畸形）；X 线片显示关节间隙可疑变窄，可能出现骨赘。K-L 分级 Ⅰ 级。

2. 早期

疼痛：经常出现膝关节疼痛；活动：日常活动基本不受影响，少数患者平路行走偶有影响，常于起立、下蹲或者上下楼梯时疼痛，活动轻微受限；肿胀：偶发肿胀；畸形：无明显畸形（或原有畸形）；X 线片显示关节间隙轻度狭窄，有明显的小骨赘。K-L 分级 Ⅱ 级。

3. 中期

疼痛：经常出现膝关节严重疼痛；活动：日常活动因疼痛而受限；肿胀：复发性膝关节肿胀；

畸形：可出现明显膝关节轻度内翻或外翻畸形；X 线片显示明确的关节间隙狭窄，有中等量骨赘，软骨下骨骨质轻度硬化，可能出现膝关节骨性畸形（内翻畸形、外翻畸形、屈曲畸形）。K-L 分级Ⅲ级。

4. 晚期

疼痛：膝关节疼痛非常严重；活动：日常活动严重受限；肿胀：可能经常出现膝关节肿胀；畸形：可能出现严重的内翻、外翻畸形或屈曲挛缩畸形；X 线片显示严重的关节间隙狭窄，大量骨赘形成，明显的软骨下骨硬化，明显的膝关节骨性畸形。K-L 分级Ⅳ级。

当患者临床症状较重，X 线 K-L 分级较低，二者不相符时，此时应选择膝关节 MRI 作为影像学补充诊断方法，并以 Recht 分级为准。

四、鉴别诊断

KOA 的诊断需要结合患者病史、临床症状、体征、实验室检查及影像学表现等多方面因素。此外，KOA 需要与以下疾病进行鉴别。

1. 类风湿关节炎

该病好发于 20～50 岁女性，是一种以慢性、侵蚀性多关节炎为主要表现的自身免疫性疾病，伴有全身表现。受累关节多对称或多发，常累及手关节及小关节，且极少侵犯远端指间关节。X 线典型表现为早期关节周围软组织肿胀、骨质疏松。实验室检查提示红细胞沉降率、C 反应蛋白升高，相关自身抗体如类风湿因子、抗环瓜氨酸多肽抗体阳性。

2. 化脓性膝关节炎

该病好发于儿童，是一种关节内化脓性感染性疾病。主要特点为膝部皮温改变明显，局部红肿疼痛及关节活动受限等症状较 KOA 更重，多伴有高热，白细胞计数及中性粒细胞增高明显，红细胞沉降率加快。早期 X 线片可无明显变化，后期可见骨质破坏，关节间隙变窄或消失。

3. 膝关节结核

该病为最常见的肺外继发性结核，一般起病缓慢，病史较长，多有低热、盗汗等全身结核中毒症状。X 线检查可见关节间隙变窄，骨质破坏。

第三节　膝关节骨性关节炎的治疗

一、心理调整及控制体重

研究表明，OA 的发生发展受多种因素调控；此外，作为一种全身性疾病，OA 除累及骨骼肌肉系统外，对患者的生理、心理等多方面都会产生诸多不良影响（图 1-3-1）。因此对患者的健康教育和心理疏导是治疗 KOA 的基础，不过容易被临床工作者忽视淡化。医务工作者应通过与患者充分沟通取得患者的信任，因为医患间的相互配合是治疗 OA、维护健康的关键。此外，应通过口头或书面形式进行 OA 的知识宣教，帮助患者理解 KOA 的发生发展过程，让患者认识到在现代医学的治疗干预下，KOA 有着良好的预后，进而消除患者的心理负担。

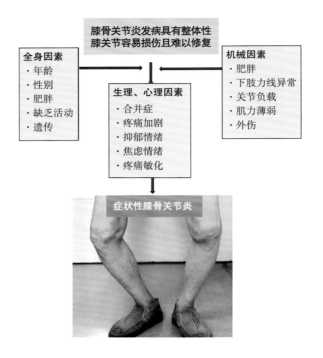

图 1-3-1　KOA 发病模型

肥胖作为 KOA 的重要危险因素，与 KOA 的发生发展有着较强的相关性。一项来自美国的研究表明，体重指数（body mass index，BMI）超过正常范围的肥胖人群，一生中罹患症状性 KOA 的风险高达 30.3%。此外，对于 20 ～ 29 岁的青年人群而言，每增重 8 kg，其 30 年后罹患症状性 KOA 的风险相应升高 70%。大量的随机对照临床试验表明，控制体重能够有效缓解患膝疼痛，改善临床功能。

二、运动治疗

运动治疗作为一种安全有效的物理治疗手段，目前已广泛应用于 KOA 的一线治疗当中。广义来讲，任何能够增强或保持肌肉力量、促进躯体健康并且提高总体健康水平的活动，均可归入运动治疗的范畴（图 1-3-2）。北京大学人民医院骨关节科在林剑浩教授的带领下，率先在全国开展了 KOA 的运动治疗。经过近 3 年的临床实践，有 60% ～ 70% 的患者获得了满意的效果。中华医学会骨科学分会于 2018 年发布了《骨关节炎诊疗指南》，对于运动治疗做出了明确推荐。

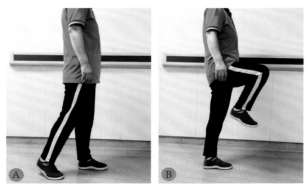

图 1-3-2　运动治疗是一种安全有效的物理治疗手段

运动治疗的原理在于，一方面可以增加下肢肌肉力量，增强关节的稳定性，改善关节的活动度。这一点已经得到了科学研究的证实。如果有大腿肌肉萎缩、膝关节难以伸直或走路腿不稳，那么运动治疗是最适合的治疗方法。另一方面，退行性膝骨关节病患者疼痛大多发生在上下楼梯、蹲起和走路时。很多患者在做这些日常的动作时，没有应用正确的方法，没有调动肌肉来保护膝关节，所以出现膝关节疼痛。其实，只要掌握了正确的上下楼梯、蹲起和走路的方法，将腿部肌肉锻炼强壮（图 1-3-3），即便关节退变，也能大大减少膝关节疼痛的发作次数，在日常生活中免受膝关节疼痛的困扰，从而告别止疼药，延缓甚至避免做手术。

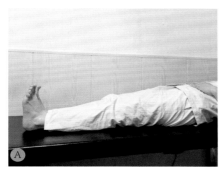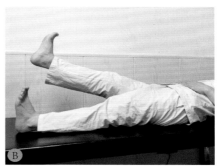

图 1-3-3　股四头肌锻炼

三、药物治疗

1. 非甾体类抗炎药

非甾体类抗炎药（nonsteroidal anti-inflammatory drug，NSAID）是目前缓解 KOA 症状的首选药物，此类药物能通过抑制环氧合酶（cyclooxygenase，COX）同工酶，进而抑制前列腺素生成，起到抗炎、镇痛的功能。NSAID 能够有效缓解膝关节疼痛、减轻运动疼痛，具有非麻醉药物的安全性和可靠性。长期口服 NSAID 易导致胃肠道反应和上消化道出血，因此在使用口服药物之前，建议先选择局部外用剂型，如各种 NSAID 类凝胶贴膏、乳胶剂、贴剂等。此外，口服 NSAID 时，需从小剂量开始，逐渐增加至抗炎剂量，必要时可合用胃黏膜保护剂，如米索前列醇或质子泵抑制剂；胃肠道反应较重者，还可选用新一代 COX-2 抑制剂，如塞来昔布、罗非昔布。该类药物的其他不良反应还包括抗血小板凝集和一定的心脏毒性等，同时肾功能不全患者需慎用。

2. 镇痛药物

使用 NSAID 效果不佳或过敏者，可考虑使用甾体类抗炎药、阿片类镇痛剂、对乙酰氨基酚与阿片类药物的复方制剂。需要注意的是，阿片类药物不良反应较多，且具有一定的成瘾性，因此建议谨慎采用。

3. 缓解 OA 症状的慢作用药物

缓解 OA 症状的慢作用药物（symptomatic slow-acting drugs for osteoarthritis，SYSADOA）包括双醋瑞因、硫酸氨基葡萄糖等。部分研究认为，该类药物可以缓解疼痛症状、改善关节功能。但目前学术界对该类药物的临床疗效尚存在一定争议，不少研究表明该类药物并不能延缓 KOA 的疾病进展，因此症状性 OA 患者可选择性使用。

4. 抗焦虑药物

如前所述，KOA 是一个累及全身各系统、对患者身心都会产生巨大影响的疾病。该类药物可应用于长期持续疼痛、具有一定焦虑症状的患者，以及对 NSAID 不敏感的患者。该类药物能够在短期内有效缓解疼痛，改善患膝功能，但具有口干、胃肠道反应等不良药物反应，因此建议在专科医生指导下合理使用。

四、注射治疗

关节腔内注射治疗能够使药物直接作用于病灶，减少其他途径的中间代谢，保持较高的局部药物浓度，起到持续治疗的作用。可供选择的药物包括糖皮质激素、玻璃酸钠、医用几丁糖、生长因子和富血小板血浆。由于该治疗方法为侵入性治疗，导致潜在感染风险大大增加，因此临床医师必须严格遵从无菌原则，并且按照说明规范操作。此外，反复多次使用激素会抑制软骨糖蛋白合成，加重软骨损伤，甚至诱发软骨退变。因此临床建议同一部位相邻 2 次注射时间需间隔 3 个月以上，且每年最多注射不得超过 3 次。

五、臭氧治疗

臭氧治疗是最近几年在微创领域应用比较广泛的一类治疗方式，主要原理是局部注射臭氧，通过臭氧的氧化能力来消除局部炎症，从而缓解 OA 导致的关节疼痛。针对膝关节炎，臭氧治疗能够消退关节内表面短时期的炎症，但是长远的治疗效果不佳，因为在治疗过程中需要刺破关节腔，所以增加了关节内感染的概率。除此以外，臭氧治疗针对膝关节内一些特殊的病变，如半月板磨损、软骨磨损或韧带损伤没有作用，只是针对膝关节内部的炎症可以起到缓解作用。

六、射频治疗

射频热凝术是一种治疗慢性疼痛的常用方法，是在局部麻醉下利用超声引导，穿刺到膝关节感觉神经的部位，利用射频的热效应，阻断支配膝关节疼痛的神经，达到减轻疼痛并恢复部分功能的目的。这种技术主要适用于：①不愿或难以耐受镇痛药物不良反应的患者；②全身情况差或经济条件差，不允许施行较大手术（如膝关节表面置换术），无法采取针对病因进行相应治疗的患者；③虽已施行有关骨科手术，但膝部疼痛没有缓解或消除的患者。

七、软骨修复及移植

间充质干细胞（mesenchymal stem cell，MSC）是一种多分化功能干细胞，一方面能够在体内外特定诱导条件下分化为成骨细胞和软骨细胞，从而应用于膝关节软骨修复；另一方面，MSC 能够抑制自然烧伤细胞和巨噬细胞等多种免疫细胞，因此具有一定的抗炎作用。

一项长达 1 年的随机对照临床试验表明，MSC 移植治疗能够显著提高膝关节软骨质量，缓解患膝疼痛并改善生活质量，具有相对满意的可行性及安全性。MSC 移植目前被认为是治疗 KOA 的有效替代方法，它操作方便，无须手术，极具发展前景。但是，干细胞移植治疗 OA 仍缺乏大型随机对照试验，大部分研究纳入的患者数量有限，多为个案报道或缺乏有效的对照组进行比较。因此，该方法未来需要更深入的研究，以证明其广泛应用于临床的有效性及安全性。

八、手术治疗

1. 关节镜治疗

关节镜兼具诊断及治疗 KOA 的双重功能。对于伴有半月板撕裂、滑膜病变和关节内游离体等多种症状的 KOA 患者疗效较好。该治疗方法创伤小、恢复快，能够减轻部分早中期 KOA 患者的疼痛症状。

但该方法不适用于关节退变严重及年龄较大者；对于膝关节损坏明显、内外翻畸形较重的患者，关节镜治疗同样具有一定的局限性。有研究采用关节镜下清理术治疗 KOA 患者 83 例（106 膝），优良率达 83%。但也有研究表明，该疗法的远期疗效与保守治疗相当。国外的研究也表明，在理疗及药物治疗的基础上再对膝关节进行关节镜手术，并不能改善 KOA 的治疗效果。

2. 截骨术

截骨术多适用于 60 岁以下、关节磨损较轻的患者，旨在通过矫形治疗，改变下肢力线，纠正下肢负重失衡（图 1-3-4），为膝关节自我修复创造一个良好的力学环境。

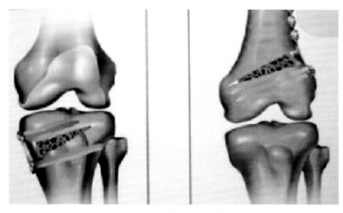

图 1-3-4 胫骨及股骨截骨术

根据截骨的部位，主要将截骨术分为以下 3 种。

（1）开放楔形胫骨高位截骨术（opening wedge high tibial osteotomy，OWHTO）：适用于轻度内翻畸形、胫骨内侧平台塌陷＜ 0.5 cm 且髌股关节正常的患者（图 1-3-5）。Majima 等研究发现 44 名患者在接受胫骨高位截骨术（high tibial osteotomy，HTO）后，其膝功能指数 1 年内从（59.1±5.5）提高到（85.1±6.1），同时 10 年内患者膝功能评分能够保持在相对满意的水平。

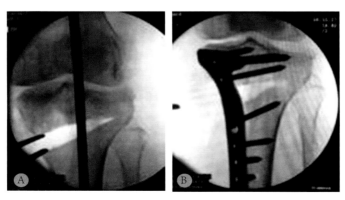

图 1-3-5 胫骨近端高位截骨术

（2）股骨远端截骨术（distal femoral osteotomy，DFO）：适用于轻度外翻畸形、胫骨外侧平台塌陷＜ 0.5 cm 的膝关节外侧间室 OA 患者（图 1-3-6）。Forkel 等通过对 32 例伴有膝外翻畸形的中青年 KOA 患者行 DFO，并辅助使用钢板内固定，平均随访时间长达 3.5 年，结果发现，膝关节症状得到显著改善，且并发症发生率较低，仅少数患者出现外侧皮质骨折，但并不影响截骨愈合。

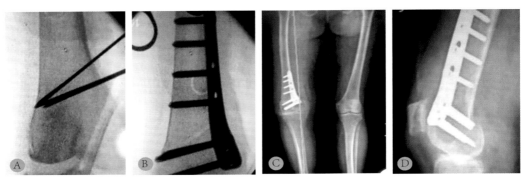

图 1-3-6　股骨远端截骨术

（3）腓骨近端截骨术：适用于内翻角＜ 100°的内侧间室 KOA 患者。短期随访表明，该方法能够显著改善疼痛或功能评分 [评定采用膝关节评分法（knee society score，KSS）和视觉模拟评分法（visual analogue scale，VAS）等]，但该方法相对较新，尚缺乏高质量随机对照临床试验来评估远期疗效。

3. 部分膝关节置换术

膝关节单间室 OA，如果不伴有严重力线异常，且交叉韧带功能良好，可以考虑实施单间室人工关节置换术治疗，预后良好。包括以下两种术式。

（1）膝关节单髁置换术（unicompartmental knee arthroplasty，UKA）：指仅对膝关节内侧或外侧室进行表面置换，主要目的是替代膝关节胫股骨受破坏的软骨表面（图 1-3-7）。UKA 适用于单间室（特别是内侧间室）KOA 或骨坏死患者，要求髌股关节未受累或轻度受累；术前膝关节活动度≥ 90°；屈曲挛缩＜ 5°，内翻畸形＜ 10°，外翻畸形＜ 15°。体重超过 100 kg 的肥胖患者、活动量大的年轻患者及感染性关节炎、血红蛋白沉积症、血友病患者，严禁接受该手术。UKA 仅切除病损关节面，最大限度保留骨质，同时保留前后交叉韧带，无须过多的软组织松解，具有切口短、创伤小、出血少、疼痛轻、恢复快等众多优势。

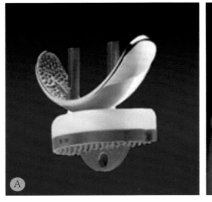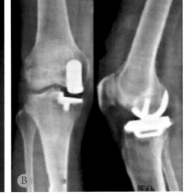

图 1-3-7　膝关节单髁置换术

（2）髌股关节置换术（patellofemoral arthroplasty，PFA）：是指置换区域限定于髌股关节活动区域的一类人工膝关节单间室表面置换术（图1-3-8），主要治疗对象包括单纯髌股关节疾病经非手术和常规手术治疗无效的患者。大量研究表明，PFA在单纯髌股关节炎的治疗中具有手术创伤小、截骨面小、术后恢复较快、费用相对较低、保留胫骨关节面和较多膝关节结构等优点。在第二代PFA假体推出后，手术并发症发生情况、假体翻修率、二次手术率和转行全膝关节置换术（total knee arthroplasty，TKA）的概率等均有较大程度的降低。

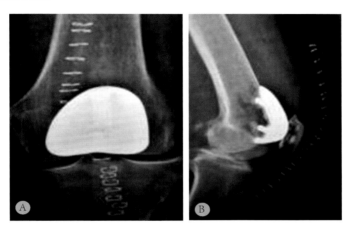

图1-3-8　髌股关节置换术

4. TKA

TKA是治疗中晚期KOA的一种常规手术，旨在通过植入金属、高分子聚乙烯材料模拟并替代人体膝关节，对于减轻终末期患者膝关节疼痛、恢复和改善膝关节功能有着重要意义。TKA适用于症状较重、严重影响生活且保守治疗效果欠佳的终末期KOA患者；此外，类风湿关节炎、血友病性关节炎和痛风性关节炎等多种系统性关节炎也可作为TKA的适应证。膝关节周围或全身存在活动性感染病灶者、肌肉瘫痪或有神经性关节病变者，以及全身情况较差、不能耐受手术者，均严禁接受该手术。根据膝关节假体类型的不同，TKA又可分为以下3种类型。

（1）根据是否保留后交叉韧带（posterior cruciate ligament，PLC），可分为PCL保留型假体（CR假体）和PCL替代型假体（PS假体或后稳定型假体）（图1-3-9）。

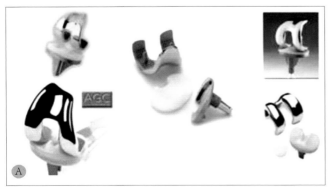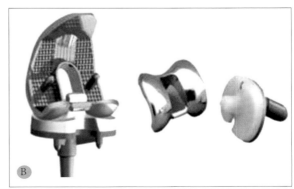

图1-3-9　CR假体（A）和PS假体（B）

（2）根据胫骨平台聚乙烯衬垫的设计形式，可分为固定平台假体和活动平台假体（图1-3-10）。

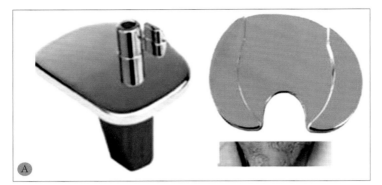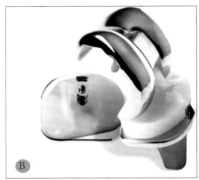

图1-3-10　固定平台假体（A）和活动平台假体（B）

（3）根据限制性，可分为非限制性假体（如CR假体）、半限制性假体（如PS假体）、高限制性假体（如翻修假体）和全限制性假体（如铰链膝假体）（图1-3-11）。

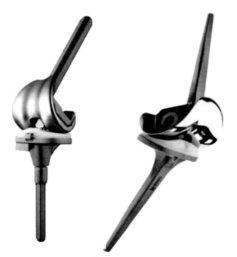

图1-3-11　旋转铰链膝

TKA经过近50年的发展，在基础研究、假体设计、生物力学以及手术技术等方面均取得了卓越的成就。随着科学技术的不断发展，以计算机导航和手术机器人系统为代表的人工智能辅助技术的出现，更是大大提升了术中切骨的精准性以及假体安放的准确度。未来随着数字化医疗和精准医学的蓬勃发展，TKA必将在改善患者膝关节功能和延长假体寿命方面取得更大的飞跃。

参考文献

[1] BIJLSMA J W, BERENBAUM F, LAFEBER F P. Osteoarthritis: an update with relevance for clinical practice. Lancet, 2011, 377 (9783): 2115-2126.
[2] 中华医学会骨科学分会关节外科学组. 骨关节炎诊疗指南（2018年版）. 中华骨科杂志, 2018, 38 (12): 705-715.

[3]　LANE N E，BUCKWALTER J A. Exercise：a cause of osteoarthritis? Rheum Dis Clin North Am，1993，19（3）：617-633.

[4]　SILVERWOOD V，BLAGOJEVIC-BUCKNALL M，JINKS C，et al. Current evidence on risk factors for knee osteoarthritis in older adults：a systematic review and meta-analysis. Osteoarthritis Cartilage，2015，23（4）：507-515.

[5]　TANG X，WANG S，ZHAN S，et al. The prevalence of symptomatic knee osteoarthritis in China：results from the China health and retirement longitudinal study. Arthritis Rheumatol，2016，68（3）：648-653.

[6]　ALTMAN R，ASCH E，BLOCH D，et al. Development of criteria for the classification and reporting of osteoarthritis. Classification of osteoarthritis of the knee. Diagnostic and Therapeutic Criteria Committee of the American Rheumatism Association. Arthritis Rheum，1986，29（8）：1039-1049.

[7]　ALTMAN R，ALARCÓN G，APPELROUTH D，et al. The American college of rheumatology criteria for the classification and reporting of osteoarthritis of the hip. Arthritis Rheum，1991，34（5）：505-514.

[8]　ZHANG W，DOHERTY M，LEEB B F，et al. EULAR evidence-based recommendations for the diagnosis of hand osteoarthritis：report of a task force of ESCISIT. Ann Rheum Dis，2009，68（1）：8-17.

[9]　张立智，刘兰兰.早期膝骨关节炎的划分.中华关节外科杂志（电子版），2018，12（5）：700-706.

[10]　ZHANG W，DOHERTY M，PEAT G，et al. EULAR evidence-based recommendations for the diagnosis of knee osteoarthritis. Ann Rheum Dis，2010，69（3）：483-489.

[11]　ROOS E M，ARDEN N K. Strategies for the prevention of knee osteoarthritis. Nat Rev Rheumatol，2016，12（2）：92-101.

[12]　MURPHY L，SCHWARTZ T A，HELMICK C G，et al. Lifetime risk of symptomatic knee osteoarthritis. Arthritis Rheum. 2008，59（9）：1207-1213.

[13]　GELBER A C，HOCHBERG M C，MEAD L A，et al. Body mass index in young men and the risk of subsequent knee and hip osteoarthritis. Am J Med，1999，107（6）：542-548.

[14]　CHRISTENSEN R，BARTELS E M，ASTRUP A，et al. Effect of weight reduction in obese patients diagnosed with knee osteoarthritis：a systematic review and meta-analysis. Ann Rheum Dis，2007，66（4）：433-439.

[15]　HUANG L，GUO B，XU F，et al. Effects of quadriceps functional exercise with isometric contraction in the treatment of knee osteoarthritis. Int J Rheum Dis，2018，21（5）：952-959.

[16]　KUNTZ A B，CHOPP-HURLEY J N，BRENNEMAN E C，et al. Efficacy of a biomechanically-based yoga exercise program in knee osteoarthritis：a randomized controlled trial. PLoS One，2018，13（4）：e0195653.

[17]　AGLAMIŞ B，TORAMAN N F，YAMAN H. Change of quality of life due to exercise training in knee osteoarthritis：SF-36 and WOMAC. J Back Musculoskelet Rehabil，2009，22（1）：43-45，47-48.

[18]　AKESON W H，GARFIN S，AMIEL D，et al. Para-articular connective tissue in osteoarthritis. Seminars Arthritis Rheum，1989，18（4 Suppl 2）：41-50.

[19]　LIN D H，LIN Y F，CHAI H M，et al. Comparison of proprioceptive functions between computerized proprioception facilitation exercise and closed kinetic chain exercise in patients with knee osteoarthritis. Clin Rheumatol，2007，26（4）：520-528.

[20]　ANDERSSON M L，THORSTENSSON C A，ROOS E M，et al. Serum levels of cartilage oligomeric matrix protein

（COMP）increase temporarily after physical exercise in patients with knee osteoarthritis. BMC Musculoskelet Disord，2006，7：98.

[21] WANDEL S，JÜNI P，TENDAL B，et al. Effects of glucosamine，chondroitin，or placebo in patients with osteoarthritis of hip or knee：network meta-analysis. BMJ，2010，341：c4675.

[22] KONGTHARVONSKUL J，ANOTHAISINTAWEE T，MCEVOY M，et al. Efficacy and safety of glucosamine，diacerein，and NSAIDs in osteoarthritis knee：a systematic review and network meta-analysis. Eur J Med Res，2015，20（1）：24.

[23] VEGA A，MARTIN-FERRERO M A，DEL C F，et al. Treatment of knee osteoarthritis with allogeneic bone marrow mesenchymal stem cells：a randomized controlled trial. Transplantation，2015，99（8）：1681-1690.

[24] MOSELEY J B，O'MALLEY K，PETERSEN N J，et al. A controlled trial of arthroscopic surgery for osteoarthritis of the knee. N Engl J Med，2002，347（2）：81-88.

[25] MAJIMA T，YASUDA K，KATSURAGI R，et al. Progression of joint arthrosis 10 to 15 years after high tibial osteotomy. Clin Orthop Relat Res，2000（381）：177-184.

[26] FORKEL P，ACHTNICH A，METZLAFF S，et al. Midterm results following medial closed wedge distal femoral osteotomy stabilized with a locking internal fixation device. Knee Surg Sports Traumatol Arthrosc，2015，23（7）：2061-2067.

[27] YANG Z Y，CHEN W，LI C X，et al. Medial compartment decompression by fibular osteotomy to treat medial compartment knee osteoarthritis：a pilot study. Orthopedics，2015，38（12）：E110-E114.

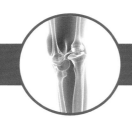

第二章

膝关节周围截骨术

第一节　膝关节周围截骨术的历史

截骨术是治疗膝关节周围各类畸形的一项重要且被广为认可的手段，在 19—20 世纪得到巨大发展。过去截骨术主要用于严重的膝外翻、创伤后畸形、佝偻病以及其他弯曲畸形，现在截骨术的手术指征已经发生了显著变化，主要用于治疗单间室 OA。

折骨器是当时治疗肢体力线不良的一种常用工具，它通过一种可控的方式打断骨骼，最初是手动实施，但因为精度不够，之后又研制了一系列折骨器，以更好地控制和引导折骨的力量。Bosch 发明的机器最开始只是一台普通的装订机，最初被用来治疗股骨骨折畸形愈合，这台机器后来成为许多截骨装置的原型。随着这些装置变得越来越精巧，它们已经不仅被用于治疗关节的骨性强直，还被用于治疗膝内翻和膝外翻。

据文献记载，美国宾夕法尼亚州的 John Rhea Barton 医生（1794—1871）最先完成了现代式的截骨术。1826 年 11 月 22 日，Barton 给一名髋部屈曲内收畸形的 21 岁水手实施了转子下截骨，截骨后髋部的屈曲畸形得到了一定程度的矫正，这也成了第一例关节成形术。该手术是在缺乏麻醉和抗感染措施的条件下用一把木工孔锯完成的，耗时仅 7 分钟，术后通过每天的活动来防止截骨部位愈合。这一人为得到的假关节成功维持了 6 年之久，但此后假关节重新发生了骨性强直。1835 年，Barton 在股骨髁上实施楔形截骨来治疗膝关节的骨性强直，截骨最后在正确的伸直角度愈合，仅发生了轻度感染和部分小骨片突起这样的轻度并发症，Mayer 称该手术为"胫骨畸形切除术（tibial deformity resection）"，他避开了"截骨术（osteotomy）"一词，而使用"切除（resection）"，是因为这样更容易说服患者接受这类手术。Mayer 从 1839 年至 1954 年对 20 例佝偻病畸形患者施行了截骨术，所有截骨均得到愈合，没有发生或仅发生轻度并发症。他使用了各式各样如锯片、线锯和骨刀这样的截骨器械，多数病例都是切开手术，也有 3 例经皮手术。Bernhard Rudolf Konrad von Langenbeck（1810—1887）是第 1 位描述经皮截骨技术的医生，他是战伤外科专家，先后工作于德国哥廷根、基尔和柏林。1848 年，普鲁士和丹麦在石勒苏益格 - 荷尔斯泰因爆发战争期间，他试验性地实施了 1 例肱骨截骨。1854 年，他在氯仿麻醉下为 2 例佝偻病遗留内翻畸形的患者和 1 例骨折畸形愈合的患者实施了经皮截骨，通过 1 个穿刺切口和 1 个直达胫骨内侧面的短切口对胫骨横行钻孔，引入 1 条线锯，部分锯断胫骨，而后根据计划即刻或随后截断并摆正胫骨。经皮截骨技术就此诞生，随访期间某些病例发生骨髓炎，但最终均完全愈合。1868 年 3 月，Billroth 使用骨凿对一名胫骨骨折畸形愈合的患者应用了 Langenbeck 的经皮截骨技术。他在病例报道中建议使用骨凿来实施手术，因其认为骨凿比 Heine 骨锯和 Langenbeck 所用的线锯都更实用。William Macewen 爵士（1848—1924）是格拉斯哥的一名教授，他于 1875 年 4 月 11 日在大不列颠完成了第一例抗菌条件下的截骨术。1884 年，他发表了自己所做的 1800 例截骨病例，除 3 例与手术无关的死亡外，其他无严重并发症。这些病例中，810 例接受了 "正确的" Macewen 闭合楔形髁上截骨术，1880 年 Macewen 出版了一本截骨图书，该书可能是第 1 本专门论述截骨术的著作，他的大多数截骨术采用了开放或闭合楔形截骨（图 2-1-1）。

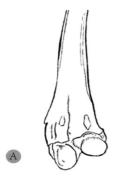

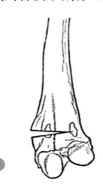

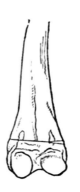

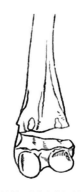

Ⓐ 膝关节内翻畸形源
于股骨髁上区域

Ⓑ 股骨远端外侧闭合
楔形截骨

Ⓒ 膝关节内翻畸形源
于股骨干

Ⓓ 股骨远端内侧开放
楔形截骨

图 2-1-1 Macewen 描述的股骨远端外翻截骨术

（引自《膝关节周围截骨——适应证、术前计划采用锁定接骨板固定的手术技术》）

尽管 20 世纪上半叶截骨术已常规实施，但真正的突破源于 Jackson、Waugh、Gariepy 和 Coventry 等在 20 世纪 50 年代到 60 年代的研究。截骨术成为膝关节单间室 OA 的标准治疗方案，只是 Jackson 截骨术是在胫骨结节远端实施，而经典的 Coventry 截骨术是在胫骨结节近端实施的胫骨闭合楔形外翻截骨术，同时包含腓骨截骨术，这一截骨术在其后的很长时间内都是应用最广的技术。

开放楔形截骨的描述最早见于 Lexer 于 1931 年和 Brett 于 1935年对膝关节反屈畸形的报道中，Brett 在关节平面下方实施了第 1 例开放楔形截骨术。利物浦的 Wardle 医生从 1928 年开始就结合腓骨截骨来实施胫骨截骨，这项技术因为 Jackson 和 Waugh 医生而再度流行开来，他们在胫骨结节下方实施截骨，而 Wardle 医生报道的做法是在胫骨中上 1/3 交界处进行截骨，后来才向近端移至胫骨结节水平。德国的 Steindler 在 1940 年推荐将截骨术作为 OA 的治疗方法。这一时期常规单独使用石膏作为截骨术的术后制动，有时会用骑缝钉加强固定（图 2-1-2），膝关节周围截骨的稳定固定方式直到 20 世纪 70 年代才被标准化。

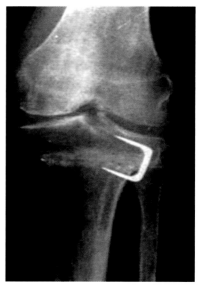

图 2-1-2 Conventry 及其同事采用
骑缝钉固定

AO 组织在 1958 年成立时的主要目标是推动骨折的治疗，AO 原则也同样适用于截骨术的固定。1969 年出版的第一版 *Manual of Osteosynthesis* 就推荐采用角接骨板作为截骨术的固定方式（图 2-1-3）。

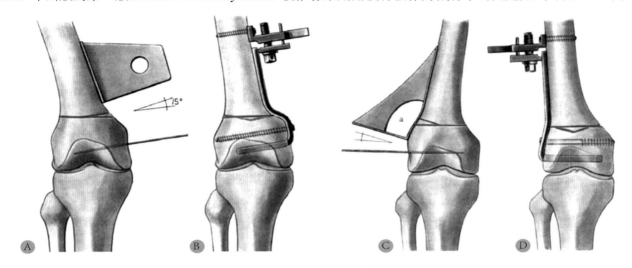

图 2-1-3　使用角接骨板对股骨远端的内翻或外翻截骨术进行固定

到 20 世纪 80—90 年代，由于膝关节置换术的成功开展，膝关节周围截骨术失去了重要地位。但是新接骨板的发展，尤其是过去十余年角稳定接骨板的发展，使得膝关节周围截骨术得到了复兴，截骨术对于年轻患者尤为适用。因其出色的稳定性，基于内支架原理并带有角稳定螺钉的 TomoFix 接骨板系统使开放楔形截骨术在即便不植骨时，也能得到稳定固定（图 2-1-4）。

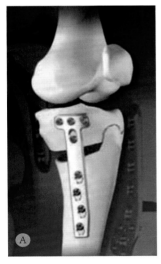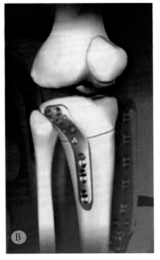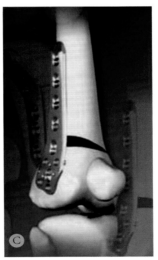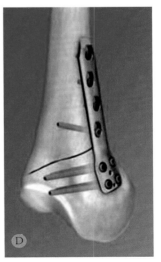

图 2-1-4　TomoFix 接骨板系统

因为这些新的产品，开放楔形截骨术已经成为一项极佳的技术，实施起来更为简单。由于其矫形更精确、实施更快捷、无腓总神经损伤风险等优势，还可以为某些准备接受 TKA 的患者保留更完好的胫骨近端结构。这项技术也许已经是当今应用最广泛的截骨手术。

第二节　膝关节周围截骨的解剖基础及术前计划

KOA 患者常伴有膝内翻或膝外翻畸形，产生关节内的负重应力分布的改变。在膝关节内翻时，应力集中在膝关节的内侧，使发生在膝内侧的退行性变加剧。相反，如果膝关节畸形呈外翻位，则这些变化均发生在膝关节的外侧部。截骨的主要目的是通过矫正膝关节轴线，增加关节的稳定性以改善膝关节功能。HTO 是一种旨在纠正膝关节承重轴、将关节负荷由内侧间室向外侧移动的外科手术，可以缓解膝关节疼痛症状，改善关节活动能力，进而延长膝关节寿命。腓骨截断术是近年来基于不均匀沉降理论而逐渐兴起的一种手术方式，但目前尚缺乏足够的循证医学证据及长期随访结果。

一、解剖力学基础

截骨术是一种调节下肢力线的手术，了解膝关节的解剖及力学是手术的基础，本节将介绍膝关节力学基础。

正常膝关节力线：在冠状面上，股骨头中心点到踝关节胫骨下端中心点的直线被称为下肢机械轴线（Macquet's line）（表 2-2-1）。通常来说，正常下肢机械轴线并非呈现完美的 0°，大多存在 1°～3° 内翻。股骨和胫骨的解剖轴线被定义为骨干各横断面水平中心点之连线。作为骨干中线，机械轴线与股骨或胫骨的中心走行相一致。临床上为粗略描绘解剖轴线，可分别做股骨 / 胫骨干中点与其膝上 / 膝下 10 cm 处中点的连线。正常下肢解剖轴线多呈 5°～7° 外翻，而机械轴和解剖轴之间存在 6° 外翻，且穿过胫骨平台内侧 30%～40% 的负重线。

为了更加直观地描述膝关节力线，临床常用"关节走行方向角"的概念来对其做进一步的评估。目前临床常采用 Paley 等提出的命名法对膝关节各走行方向角进行描述，其命名原则为：关节线与机械轴线之间夹角为 m，关节线与解剖轴线之间夹角为 a；冠状面上内侧成角为 M，外侧为 L；矢状面上前方成角为 A，后方为 P；骨骼近端成角为 P，远端为 D；股骨为 F，胫骨为 T。值得注意的是，尽管每条轴线都可以用上述命名方法进行描述，但临床会习惯性选择＜ 90° 的锐角。

表 2-2-1　膝关节各解剖结构角度

膝关节各解剖结构角度	英文缩写	定义	正常值
股骨远端机械轴外侧角	mLDFA	冠状面上股骨机械轴线与膝关节线的外侧夹角	87°
股骨远端解剖轴外侧角	aLDFA	冠状面上股骨解剖轴线与膝关节线的外侧夹角	81°
胫骨近端内侧角	MTPA	冠状面上胫骨机械 / 解剖轴线与膝关节线的内侧夹角	87°
股骨远端后方角	PDFA	矢状面上股骨解剖轴线与膝关节线的后方夹角	83°
胫骨近端后方角	PPTA	矢状面上胫骨解剖轴线与膝关节线的后方夹角	81°

二、术前力线评估

临床上常通过测量下肢机械轴线、解剖轴线来确定截骨校正的位置、截骨方式以及截骨量。目前认为术后最佳矫正角度是解剖轴上外翻 8°～10° 或机械轴上外翻 3°～5°。对于最常见的内侧间室

KOA，截骨术的目标是达到轻度外翻，以防止内翻复发。研究表明，外翻角度越大，膝关节内侧炎症的进展越慢。但值得注意的是，过度矫正常可导致外侧间室 KOA。尽管学界对于截骨术后最佳矫正角度基本达成共识，但对于确定该最佳角度的方法并没有统一的标准。Fujisawa 等发现了 HTO 后关节软骨炎症不再进展的最佳区域，并提出校正后下肢力线应通过胫骨平台内侧 62.5% 处，并定义该点为 Fujisawa 点（图 2-2-1）。该点位于胫骨髁间隆起的外侧面，与最佳机械轴外翻角 3°～5° 保持一致。此外，Miniaci（胫骨平台内 60%～70%）和 Dugdale 等（胫骨平台内 62%～66%）的研究结果基本与上述区域一致。然而，近年来越来越多的结果表明，62.5% 并非理想的承重线通过区域。LaPrad 等研究发现，下肢力线通过胫骨平台内侧 54% 时，患者的主观和客观临床结果显著改善。Lisa 和 Hohloch 等通过临床疗效研究发现，术后下肢力线矫正至胫骨平台内侧 50%～55% 时，患者的 Lysholm 和 VAS 评分会得到显著提高。

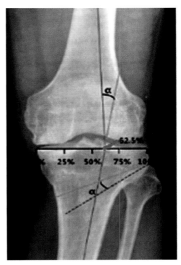

图 2-2-1　截骨矫正力线及角度

三、术前计划

1. 前提条件

进行术前计划的前提条件有：①拍摄良好的负重位下肢全长 X 线片；②确定畸形的类型和部位；③具备关于膝关节相关韧带性不稳定的知识。

（1）截骨位置

决定截骨的类型和位置是进行截骨计划的第一步。各种不同的术前计划方法各有优缺点，应根据手术医生最擅长的方法进行选择，但无论采用哪种方法，都必须遵守以下原则。

①应在畸形顶点处实施截骨术，这样可以实现最完美的矫正。在其他部位截骨矫形不仅无法恢复生理轴线，还会产生一个新的畸形轴线。

②长骨干骺端区域的愈合能力最强，而骨干处的愈合能力大幅下降。股骨远端的解剖特点要求最好在骨干－干骺端交界处实施截骨，胫骨侧的截骨可以很容易地在干骺端施行。因此，胫骨截骨在愈合时间上具有优势，而股骨远端开放楔形截骨甚至还会导致延迟愈合或不愈合。膝关节周围各类截骨的最佳合页点位置见图 2-2-2。

③开放楔形截骨相比闭合楔形截骨要更容易、更精准，术中用撑开器张开截骨区时，可以实时微调张开的角度，如果准备应用角稳定的内

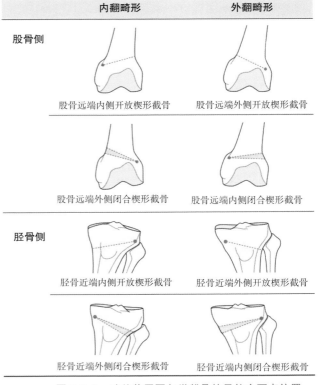

图 2-2-2　膝关节周围各类截骨的最佳合页点位置

植物，多数病例不必进行植骨。

④胫骨近端外侧的闭合楔形截骨曾是治疗合并内翻畸形 OA 的经典手术。但闭合截骨必须在腓骨近端进行，这可能会损伤腓总神经，术后神经损伤的发生率为 2%～16%。

⑤膝关节矢状位的不稳定可以通过调整胫骨平台的后倾角来矫正。

⑥取得好的疗效的前提是必须恢复和确保膝关节线（关节中线）不发生倾斜。

（2）矢状面矫形

如果存在胫骨前移不稳，如前交叉韧带（anterior cruciate ligament，ACL）功能不全，应该减少胫骨后倾角；而当 PCL 功能不全时，应该增加胫骨后倾角。如果慢性胫骨前移不稳的患者后倾角超过了 8°～10°，为了将胫骨的前移向量降至最低，明智的做法是在不引起膝关节过伸的前提下将后倾角减小至 5°。由于增加胫骨后倾角会增大胫骨的前移向量，因此增加胫骨后倾角至 12° 可改善慢性 PCL 不稳的症状。

（3）横断面矫形

下肢的横断面畸形或称旋转畸形的矫正部位应位于畸形的所在位置。由于膝关节周围截骨矫形会显著改变髌骨轨迹，因此分析髌股关节的轨迹非常重要。

（4）矫正程度

在生理条件下，下肢力学轴通过膝关节的中心或稍偏内的位置，但即使膝关节力线正常，应力分布也是不均衡的。生理条件下，内、外侧关节间室分别承受 60% 和 40% 的应力。因此对于内侧单间室 OA 来说，将力线矫正至生理位置是不够的，推荐将负重线过度矫正至外侧间室，目前大家公认的是矫正后的力线应通过 Fujisawa 比例的外侧 10%～35% 的位置，对于严重的 OA 应在此基础上再提高矫正的程度。对于内侧间室软骨磨损 1/3 的患者，目标力线应通过 Fujisawa 比例的外侧 10%～15% 的位置；内侧间室软骨磨损 2/3 的患者，目标力线应通过 Fujisawa 比例的外侧 20%～25% 的位置；内侧间室完全磨损的患者，目标力线应通过 Fujisawa 比例的外侧 30%～35% 的位置。在合并外翻畸形的外侧间室 OA 患者中，矫正后的力线可根据软骨丢失量的不同而分别通过 Fujisawa 比例的内侧 10%～20% 的位置，过度矫正外侧膝 OA 患者的力线至对侧间室似乎不如内侧膝 OA 患者那么重要，因为膝关节内的应力分布本身就不对称（图 2-2-3）。

残留软骨	目标力线
2/3	10%～15%
1/3	20%～25%
0	30%～35%

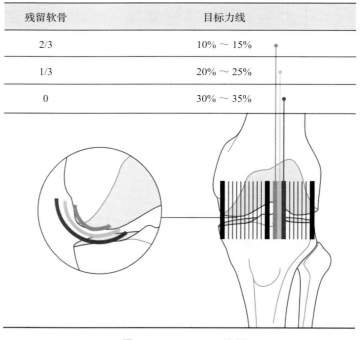

图 2-2-3 Fujisawa 比例

2. Miniaci 法

当确定截骨的位置和类型后，可以进行手术画图模拟，这既可以基于下肢负重位 X 线片，也可以在数字工作站完成。根据 Fujisawa 的研究和 Miniaci 所介绍的术前计划方法，共包含以下 3 个步骤。

第一步：当计划接受外翻截骨的患者合并外侧膝关节不稳时，才有必要实施本步骤。为避免过度矫正，须评估外侧副韧带张力或不稳定程度，画一张虚拟的应力位片，需要内翻和外翻应力下的 X 线片。首先，透过半透明纸描摹胫骨轮廓，应力位下受压间室的关节间隙要反映在描图中，再将位置调整后的胫骨重叠于下肢负重位 X 线片上，内、外侧关节间隙为应力位时的间隙，调整后的 X 线片是实施进一步术前计划的模板，该方法有助于避免因膝关节的外侧不稳而过度矫正力线。

第二步：根据内侧软骨损伤的严重程度，外翻截骨术的目标力线应通过 Fujisawa 比例的外侧 10% ~ 35% 的位置，内翻截骨术的目标力线应通过 Fujisawa 比例的内侧 10% ~ 20% 的位置。

第三步：使用 Miniaci 描述的术前计划方法来确定截骨的矫正度数和截骨区的撑开高度，新的负重线从股骨头的中心，经过第二步所确定的膝关节位置，到达踝关节线的顶部。截骨的合页点（H）定在胫骨的外侧皮质上，并与远端踝关节的现中心和新中心相连，测量 A、B 两线的夹角 α 即为矫正角度，胫骨近端的矫正度数和 A、B 两线的夹角 α 相等（图 2-2-4）。

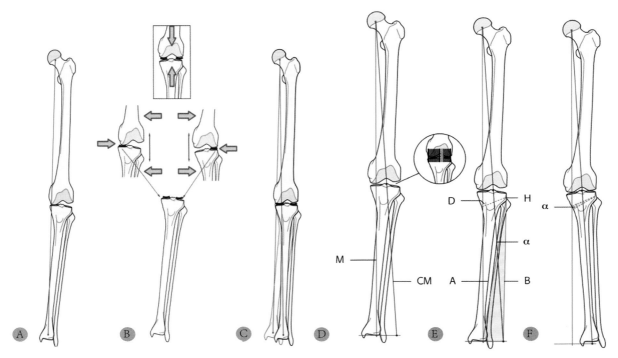

A ~ C. 虚拟的应力位片有助于避免因膝关节的外侧不稳而过度矫正力线，内翻、外翻应力位下的关节间隙（绿色箭头）要反映在胫骨平台的描图中，根据关节间隙调整胫骨的位置，将胫骨重叠于下肢负重位 X 线片上；D ~ F. 确定矫正的度数。

M：Mikulica 线；CM：矫正后的目标力线；D：截骨区的内外距离；H：合页；A：合页与术前踝关节中心的连线；

B：合页与术后踝关节中心的连线；α：矫正度数。

图 2-2-4 Miniaci 法矫正下肢力线

现在也可以通过使用不同的软件，更加直观地设计力线通过的位置及相应的矫正角度（图 2-2-5）。

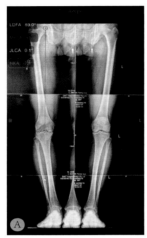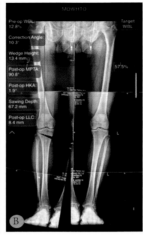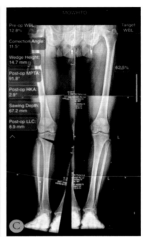

A. 患者原始的胫骨近端内侧角和股骨远端外侧力线角；B、C. 拟定下肢力线通过不同的负重区域时需要矫正的角度及撑开的厚度等。

图 2-2-5　软件计算截骨矫正角度

第三节　胫骨高位截骨术

胫骨高位截骨术，又称胫骨上端高位截骨术和胫骨近端高位截骨术，是一种旨在纠正膝关节承重轴、将关节负荷由内侧间室向外侧移动的外科手术，是目前治疗前内侧 OA 的主要方式之一。1958 年，Jackson 首先提出胫骨上端截骨术（upper tibial osteotomy）和股骨髁上截骨术治疗伴有内外翻畸形的 KOA，他们对 10 例 KOA 患者（6 例膝外翻畸形，4 例膝内翻畸形）行胫骨上端截骨术，术后患者膝关节疼痛得到了显著缓解，且术后平均恢复时间仅需 8 ~ 10 周。1961 年，Jackson 和 Waugh 报道了通过胫骨结节下截骨术治疗 KOA，同样取得良好效果。1962 年，Wardle 报道了胫骨结节下 1 ~ 2 cm 截骨。1963 年，Conventry 提出胫骨结节上水平截骨，即 HTO，治疗效果良好。其后数十年间，伴随着 TKA 和单髁置换技术的成熟与推广，HTO 在临床上经历了兴起后逐渐被忽视的过程。如今，随着"保膝"观念的提出，HTO 重新进入研究者的视野。

通常而言，膝关节内侧间室为膝关节的主要承重部位，其所受压力为外侧间室的 2.5 倍。在膝关节的 3 个间室中，内侧间室单独受累的 KOA 患者约占 25%，外侧间室受累者约占 5%。HTO 旨在通过矫形治疗改变下肢力线，纠正下肢负重失衡，为膝关节自我修复创造一个良好的力学环境。HTO 通过将机械轴从内侧向外侧转移至膝关节中线或外侧，减轻了内侧间室负荷，从而起到缓解膝关节疼痛症状、改善关节活动能力、延缓或阻止内侧间室被破坏的作用，进而延长膝关节寿命，推后或避免行 TKA。

一、HTO 适应证和禁忌证

目前，HTO 普遍认同和接受的适应证是 2004 年由 ISAKOS 提出的。HTO 的理想患者是单纯的内侧间室疼痛，年龄 40 ~ 60 岁，BMI < 30 kg/m²，对活动高需求，屈曲挛缩 < 15°，干骺端内翻（即

胫骨内翻角）＞5°，全范围关节活动，髌股关节及膝关节外侧间室正常，无韧带不稳定，不吸烟，并具有一定程度的疼痛耐受性。

HTO禁用于年龄在65岁以上，内侧间室严重OA（Ahlback Ⅲ级或更高），三间室OA，髌骨OA，全范围关节活动＜120°，屈曲挛缩＞5°，诊断为炎性关节炎，胫骨和股骨关节面有大面积软骨下骨裸露（＞15 mm×15 mm），重度吸烟的患者。对于完全盘状半月板的患者，有研究报道内侧开放胫骨截骨术可导致患者的对侧间室OA加速，对此类患者应避免使用HTO。

二、HTO 的影响因素

理想的患者选择是HTO成功的决定性因素之一，年龄、BMI、膝关节磨损部位、关节面磨损程度和关节内外翻程度及原因等，都与HTO的结果及生存率相关。

1. 年龄

年龄一直都是影响HTO手术效果及术后生存率的重要因素之一。HTO的理想手术患者为＜65岁的膝关节炎患者。Bonasia等在一项纳入99例患者的研究中发现，年龄是不良结果的术前相关变量，＞65岁的患者手术失败的风险较＜65岁者高出5倍。Trieb等的研究发现，65岁以上患者HTO失败的风险明显高于年轻患者，年龄每增长1岁，其手术失败的风险增加7.6%。然而，也有部分研究认为，年龄对术后的临床和放射学结果无影响。有学者认为，在拥有丰富手术经验及谨慎的适应证选择的前提下，HTO对高龄老人（＞70岁）同样有效。综上，考虑到65岁以上老年患者膝关节外侧软骨也易相应出现退行性变，转移力线后更易加速外侧软骨磨损，故65岁以上的患者应避免行HTO。

一般认为，HTO几乎没有年龄的下限，只要骨骺闭合便适用，然而在足够的术前功能评分的前提下，有研究则证明，55岁以上的患者其生存率和功能结果均优于年轻患者。故HTO目前最理想的年龄范围可能为40～65岁。

2. BMI

目前BMI与HTO结果之间的关系在文献中存在不小的争议，多数专家学者认为，BMI＜30 kg/m^{2}的患者往往具有更好的结果，当BMI＞30 kg/m^{2}时，HTO失败率同比增加10倍。Akizuki等对132例接受闭合楔形HTO治疗的OA患者进行研究发现，术前BMI＞27.5 kg/m^{2}是早期失败的危险因素。Sprenger等对66例接受HTO治疗的内侧间室关节炎患者，在术后进行了平均10.8年的随访发现，较高的BMI是早期手术失败的重要影响因素。Giagounidis等对94例HTO患者进行了平均9年的随访研究发现，BMI＞正常值（18.5～24.9 kg/m^2）10%的患者无痛期为5.07年，而BMI＜正常值10%的患者无痛期达7.80年。Yokoyama等对47例接受开放楔形截骨治疗的患者进行了研究，随访发现，BMI较高的患者愈合期往往较长，晚期愈合组平均BMI为（28.3±0.4）kg/m^2，明显高于早期愈合组的（25.7±1.6）kg/m^2。

虽然许多既往研究表明BMI过大不利于行HTO，但行HTO患者的BMI也并非越小越好。Naudie等随访了106例HTO患者发现，在BMI＜25 kg/m^{2}的患者中，胫骨延迟愈合或不愈合的发生与早期失败的概率显著相关。

研究发现，高位截骨术后存在关节软骨修复的现象，而较低的BMI可能有利于软骨的再生。Takeuchi等对30例内侧开放楔形截骨术后患者进行为期24～62个月的随访研究，证实了膝关节内侧软骨的可再生性。但这一修复能力究竟是软骨本身的再生能力还是内部其他组织细胞的修复能力，则有待进一步考证。Kumagai 等认为，年龄、性别并不会对 HTO 后软骨再生产生影响，但较低的 BMI 则明显有利于软骨再生。故从软骨再生的角度出发，BMI 应为首先考虑的因素。Loia 等总结了多项与 BMI 相关的研究后认为，HTO 的理想 BMI 值应为 $25 \sim 27.5 \ \text{kg/m}^2$。

3. OA 等级

KOA 的影像学检查分期方法主要有 Kellgren-Lawrence 分级法、Ahlback 分级法、David 区分法和 Holden 分级法等，其中前 2 种为目前临床 HTO 术前评估最常采用的分级方法。HTO 术前评估时，外侧软骨必须是完好的，否则为 HTO 绝对禁忌证。目前，学界多以 Ahlback 分级作为 HTO 术前内侧 KOA 评估的指标，多数人认为，Ahlback Ⅱ级及以下的患者是较为理想的 HTO 适应证患者。

Flecher 等研究认为，理想的闭合楔形 HTO 患者是内侧 OA 程度相对较轻（Ahlback 等级＜Ⅲ级）的患者。Efe 等认为，HTO 失败的一个重要危险因素是术前 Kellgren-Lawrence 的 OA 等级＞Ⅱ级。Ivarsson 等发现，术前 Ahlback Ⅰ级或Ⅱ级 OA 伴胫骨近端内翻的患者，HTO 后效果最佳。当膝关节内侧软骨完全磨损但尚未侵蚀到软骨下骨时（Ahlback 等级≤Ⅲ级），HTO 结果良好，此时将力线转向对侧间室，并不会使这个间室的状况恶化。

普遍认为，内侧间室 OA 的严重程度是 HTO 后结果的相关预测指标，尽管目前具体 OA 严重程度仍未有统一定论，但目前认为内侧间室 OA 较严重（Ahlback Ⅲ级，轻度骨磨损或更高，中度骨磨损，骨对骨阶段）者不适合截骨，应作为 HTO 的禁忌证。Flecher 等对 301 例接受 HTO 的患者进行了平均为期 18 年的长期随访后发现，31 例需要翻修的患者中有 23 例（74%）在首次 HTO 术前被分类为 Ahlback Ⅲ级，故他们认为，术前 Ahlback Ⅲ级或更高是 HTO 后失败翻修最重要的危险因素。

4. 胫骨内翻程度

Bonnin 等对 217 例 HTO 患者进行了平均 9 年的随访研究发现，关节外畸形（膝关节内翻）＜0° 的患者，术后满意度为 36%；关节外畸形为 0°～2° 的患者，术后满意度为 56%；关节外畸形为 2°～5° 的患者，术后满意度为 71%；关节外畸形＞5° 的患者，术后满意度可达 83%。他们认为胫骨内翻＞5°、胫骨近端内侧角（medial proximal tibial angle，MPTA）＜85° 是 HTO 的必要条件。部分研究者认为胫骨内翻＞10° 是 HTO 的强适应证。Rudan 等的研究表明，对外翻 6°～14° 的股胫角进行矫正，与最佳临床结果相关，且矫正不够（＜5°）的膝外翻会有较高的失败率（62.5%）。故有理由认为，胫骨内翻程度过小，不利于 HTO 的结果。有限的文献证据表明，理想的 HTO 手术适应证为胫骨内翻＞5°、MPTA＜85°。

5. 膝关节活动范围

人体正常膝关节活动范围屈曲为 120°～150°，过伸为 5°～10°，屈膝时内外旋分别为 10° 和 20°。活动范围是 HTO 术前评估的一项重要指标，但不同研究者对运动范围的研究结果也不尽相同。Berman 等指出，运动范围＜90° 与早期失败密切相关，结果良好的患者通常术前活动范围至少为 90°。Akizuki 等通过 20 年随访研究发现，术前膝关节运动范围＜100° 是预测早期失败的危险因素。Naudie 等随访研究发现，术前运动范围＜120° 同时屈曲挛缩＞5°，与 HTO 早期失败有密切联系。国内也有学者发现，运动范围为（125.21±4.77）° 的单间室 OA 伴 PCL 损伤患者采用 HTO 结合 PCL 重建治疗，可取得良好的近期疗效。除此之外，很多文献同样有证据表明，在膝关节活动度＜120° 时，

HTO 手术结果的不良风险通常较高。因此，运动范围＜ 120°、屈曲挛缩＞ 5°，通常被当作 HTO 的禁忌证，而当患者膝关节活动度接近正常膝关节活动度时，较适合行 HTO。

6. 膝关节的稳定性

膝关节稳定与否是关乎着 HTO 最终结果的重要因素。膝关节韧带稳定的原发性内翻畸形是 HTO 的最佳适应证。内翻畸形伴韧带不稳定，主要是 ACL 损伤造成的。术前患者膝内翻伴膝外摆步态，通常与内翻畸形伴交叉韧带功能不全和后外侧角损伤有关。研究表明，HTO 适用于这 2 种类型的膝关节不稳，在日常生活和运动活动中，疼痛、肿胀和功能改善有统计学意义。国内外临床研究结果发现，开放楔形截骨同样适用于后外侧角损伤伴 ACL 损伤合并韧带不稳定。部分文献表明，HTO 和 ACL 重建适用于交叉韧带损伤伴冠状面或矢状面对线不良，而慢性 ACL 损伤伴内翻畸形建议采用单独 HTO 或联合 ACL 重建，若单独 HTO 术后存在残余不稳定，则通常需延迟行 ACL 重建。近期的研究同样发现，ACL 缺损内翻－膝关节骨折患者不仅需行单独 HTO，还需要额外进行 ACL 重建。对于前后交叉韧带不稳定或后外侧不稳定的患者，截骨时需调整胫骨平台后倾角来增加稳定性。内侧副韧带（medial collateral ligament，MCL）严重缺损为 HTO 禁忌证，但对 MCL 损伤的患者，如果内侧开放截骨术时 MCL 远端并未游离，则撑开后 MCL 可以重新恢复张力。

7. 其他因素

影响 HTO 结果的因素有多种，除以上 6 种重要因素外，运动需求、半月板功能等也同样是 HTO 术前评估的重点考量项目。HTO 后，许多患者被允许参加部分剧烈活动，例如跑步和跳跃等，因此 HTO 适用于有恢复运动需求的患者。半月板功能异常的患者则应先予半月板修复等手术，改善半月板功能后，方可考虑 HTO，否则与"宝塔形"胫骨关节面一样同属 HTO 禁忌证。HTO 虽能极大程度缓解患者的膝关节疼痛，但部分患者术后会残留一定程度的疼痛，故需患者有一定的疼痛耐受力。重度吸烟患者 HTO 后不愈合率明显升高，因此吸烟也是 HTO 的禁忌证之一。

三、HTO 分类

1. 内侧开放楔形高位胫骨截骨术

内侧开放楔形高位胫骨截骨术（medial opening-wedge high tibial osteotomy，MOWHTO）具有手术切口较小、技术难度相对较低的优势，是当前临床常用的截骨术中优势较为明显的手术方式。MOWHTO 广义可分为经胫骨结节上截骨和经胫骨结节下截骨两类，通常临床所说的 MOWHTO 是指前者。开放的楔形截骨面起自胫骨干骺端的内侧面（约关节线下方 15 mm 处），指向胫骨近端外侧上胫腓关节上缘水平；而外侧骨质并不完全截开，以保留屈性合页。

经胫骨结节上方 MOWHTO，顾名思义，即沿胫骨结节前方近端截骨，并在胫骨结节的后方行切口撑开，最终形成一个楔形空隙行植骨和内固定。该截骨区域的血供丰富，且截骨后相对于结节下有更加充分的接触面积，有利于术后骨质的生长。

由于是开放性截骨，该方法有以下特点：①相对简单易行，术中力线调整方便；②无须打断腓骨，对近侧胫腓关节无显著影响；③不剥离外侧肌肉，减少了血管神经损伤的风险；④无骨质丢失和肢体短缩。

然而该方法可能导致术后胫骨结节向远端移位，进而使髌韧带术后受损，形成瘢痕收缩，严重者将出现髌骨下陷的严重并发症。此外，该方法治疗中重度内侧间室 KOA 远期疗效欠佳，有可能导致关节不稳定（图 2-3-1）。

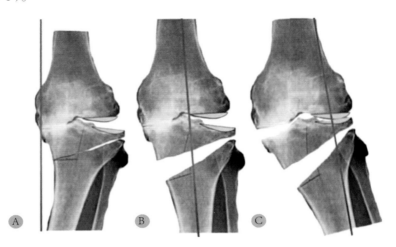

A. 术前下肢力线位于膝关节内侧，内侧关节面对合，外侧关节面分离；B. 术后下肢力线向外侧移动，但内侧关节面仍未打开，外侧关节面仍分离；C. 术后力线外移较多，可使内侧关节面打开，但由于双侧关节面仍没有同时对合，膝关节不稳定依旧存在，症状无法得到改善。

图 2-3-1　经胫骨结节上方 MOWHTO 治疗中重度内侧间室 KOA 的潜在缺陷

　　经胫骨结节上方 MOWHTO 可能导致术后胫骨结节向远端移位，进而导致严重的并发症。因此骨科医生开始探索并尝试于胫骨结节下方进行截骨术，以避免损伤干骺端，又保留胫骨结节在胫骨截骨面近端，同时避免髌骨高度改变。Gaasbeek 等尝试进行了经胫骨结节下方 MOWHTO，即在胫骨结节前方远端的骨皮质进行截骨，而保留胫骨结节与胫骨近端（厚度至少为 1 cm，长度至少为 2.5 cm），然后在胫骨结节后方由后向前做切口，再行撑开、固定。该方法能够有效避免髌骨下陷及干骺端损伤，并且截骨后髌骨高度不会有显著改变，有利于更好地控制胫骨平台后倾角。但该方法容易导致胫骨结节骨折。

　　目前最常用的 MOWHTO 为双平面截骨，水平截骨截断胫骨后 2/3，保留外侧 1 cm 宽骨性合页，前方上升截骨，完全截断胫骨结节后方内外侧皮质，与水平截骨线成 110° 夹角，逐渐撑开截骨间隙，并可通过前后撑开间隙的不同调整胫骨平台后倾角（图 2-3-2，图 2-3-3）。

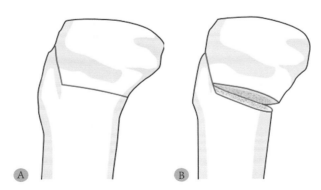

水平截骨线位于胫骨近端后 2/3，前方上升截骨线与之成 110° 夹角，位于胫骨结节的后方。撑开截骨间隙时，保持前方的截骨面贴合，以保证术后矢状面的稳定性。

图 2-3-2　双平面截骨的原则

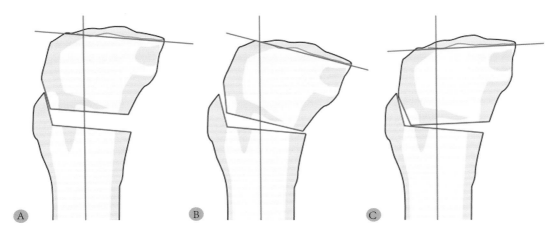

A. 如果无须调整平台后倾，对称撑开截骨间隙；B. 不对称撑开截骨间隙，可以调整平台后倾角，增大后倾角（屈曲截骨）可治疗膝关节过伸或后向不稳导致的胫骨向后半脱位；C. 伸直截骨可以减少平台后倾（后方撑开间隙＞前方），这可能有助于改善膝关节前向不稳患者的稳定性。

图 2-3-3　胫骨平台后倾的调整方法

　　内侧开放楔形截骨在术中可继续调节力线，以更好地调整截骨和更加精确地矫正畸形。内侧开放楔形截骨可保留外侧骨性合页，避免截骨端移位，不易造成骨质流失和肢体缩短。内侧开放楔形截骨一般不需要进行腓骨截骨，故可最大限度避免腓总神经损伤，在出现手术失败或 KOA 后期手术翻修时，更易转换到关节置换。但若截骨面撑开过大，则需要进行骨移植，这也同时增加了骨愈合延迟或骨不愈合的风险。基于内侧开放楔形截骨疗效等各方面因素的综合影响，在相关领域内，内侧开放楔形截骨近年来愈加受到临床骨科医生的青睐。

　　手术操作过程如下（以 TomoFix 板为例）。

　　第一步：术前计划。本手术成功的关键在于精确的术前计划。计划时必须使用全下肢前后位（anterior posterio，AP），来确定腿部力学轴线：画出股骨头中心至踝关节中心的直线（a）；画出新的承重线：从股骨头中心通过膝关节至理想位置确定轴点（H）。一般轴点应该位于外侧皮质与上胫腓关节上缘处（图 2-3-4）。

　　要点：轴点的理想位置可能根据患者特定解剖而变化，但其必须位于关节面下至少 1.5 cm 处，将轴点与踝关节的新中心（a"）以及原中心（a）相连。开放楔形的角度即两条线的夹角决定横行截骨的位置。截骨平面应位于鹅掌上缘。确认近端留有足够空间容纳板的头部，从而 D 孔的螺钉不会进入楔形截骨区。根据确定的开放角度与截骨长度（截骨区的内外径），可查 Hernig's 三角函数表（表 2-3-1）得到相应的开放高度。

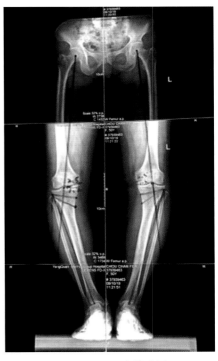

图 2-3-4　术前计划

表 2-3-1　Hernig's 三角函数表

截骨区的内外径线（mm）	矫形角度															
	4°	5°	6°	7°	8°	9°	10°	11°	12°	13°	14°	15°	16°	17°	18°	19°
50	3	4	5	6	7	8	9	10	10	11	12	13	14	15	16	16
55	4	5	6	7	8	9	10	10	11	12	13	14	15	16	17	18
60	4	5	6	7	8	9	10	11	12	14	15	16	17	18	19	20
65	5	6	7	8	9	10	11	12	14	15	16	17	18	19	20	21
70	5	6	7	8	10	11	12	13	15	16	17	18	20	21	22	23
75	5	6	8	9	10	12	13	14	16	17	18	20	21	22	24	25
80	5	6	8	9	10	12	13	14	16	17	18	20	21	22	24	26

　　第二步：准备植入物。TomoFix 胫骨头部接骨板，近端 4 孔，纯钛选择相应的导向块，用于标准或小型的 TomoFix 板。将导向块安装于板上。导向块有助于以正确角度连接锁定加压接骨板（locked compression plate，LCP）钻头导向器。将 LCP 钻头导向器插入 A、B 与 C 孔。将 5.0 mm LCP 垫片插入 D 孔和 4 孔（图 2-3-5）。使用垫片可使鹅掌在板下自由滑动，同时也有助于使板带上预应力。这可形成张力，相应的在外侧轴点形成压力。

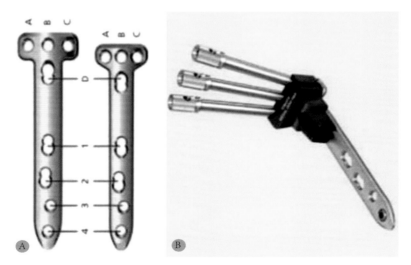

图 2-3-5　TomoFix 板

　　第三步：患者体位。患者应取仰卧位。在手术台上安装外侧挡板与足垫，使腿部可轻松调节至 90° 屈曲与完全伸直位。患者的体位应使髋关节、膝关节和踝关节均能在透视下清晰可辨。将对侧腿部自髋关节起置于较低位置，有助于显露胫骨近端内侧。无菌铺巾不应遮挡髂嵴，这样术中可检查腿部轴线。可使用无菌止血带，但并非必须。应为腿部留出足够空间，便于在术中完全伸直，这是因为承重线的术中评估需要将腿部完全伸直。

　　第四步：手术入路。将膝关节置于 90° 屈曲位置，在皮肤上标出解剖标志（内侧关节线、鹅掌近端、MCL 走行方向与胫骨结节），从鹅掌前缘做 6～8 cm 朝向后上方的切口（图 2-3-6）。切口应终于胫骨内侧平台的后内侧角处。该切口与皮纹以及大隐神经平行，在分离过程中，确保不损害大隐神经的皮支。首先，在鹅掌上缘处分离皮下组织与筋膜，将鹅掌肌腱向远端牵开，应看到内侧副韧带浅层上缘。将骨膜剥离子插入韧带下方并将其从胫骨上抬起。使用手术刀将该韧带表浅部分的长纤维从胫骨上分离，直至显露胫骨后嵴，在胫骨后插入 Hohmann 拉钩。在切口前缘显露髌韧带在胫骨结节处的附着区以及髌韧带的内侧缘，必须清晰可见髌韧带的远端附着点，以便于决定冠状面截骨的位置。

　　第五步：确定截骨位置。将腿完全伸直，并在透视下调整膝关节位置直至获得完全 AP 位影像。在 AP 位上对齐内髁与外髁。旋转腿部，直至髌骨完全位于前方（这样腓骨头的 1/3 一般被胫骨覆盖）。胫骨的正确影像对于确保截骨平面的正确方向是至关重要的。在透视下将 2 枚 25 mm 克氏针打入胫骨头部，这 2 枚克氏针即可指示截骨方向。2 枚克氏针必须平行并指向术前计划确定的轴点，同时必须精确钻入胫骨外侧皮质。第 1 枚后方克氏针应位于鹅掌上缘，胫骨后嵴前缘。第 2 枚克氏针应位于第 1 枚克氏针前方 2 cm 处并与之平行。当植入这 2 枚克氏针时，应注意确保在截骨平面近端为 TomoFix 的 A、B、C、D 4 枚螺钉留有足够空间，至少离开胫骨内侧平台边缘 30 mm（图 2-3-7）。

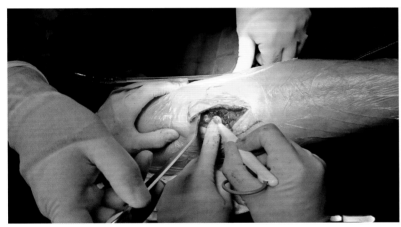

图 2-3-6　手术切口及显露

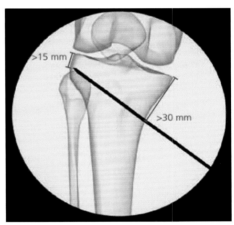

图 2-3-7　截骨位置

　　为了维持胫骨倾斜度，2 枚克氏针必须以同样的角度打入胫骨平台，冠状面截骨角度应与胫骨骨干前方皮质平行，从而与横向截骨平面成约 110° 角，这样才能确保在打开楔形截骨区后获得良好的骨性接触。如果需要确定截骨深度，可将同样长度的第 3 枚克氏针附着于皮质表面，并测量相对于已经植入克氏针的长度差。一般来说胫骨前方比后方小 5 ～ 10 mm。应注意测量得到的值。为了便于截骨，可将克氏针截短。

　　第六步：双平面截骨。将膝关节置于 90° 屈曲位置并标出前方冠状面截骨平面，其应与冠状面截骨成 110° 并位于髌韧带后方，胫骨结节骨块至少应有 15 mm 宽。在锯片上标出截骨深度（深度在上一步时已计算）。使用摆锯在 2 枚克氏针下方进行横断面截骨（以克氏针作为导引）（图 2-3-8）。注意应充分完成对坚硬的胫骨后内侧皮质的截骨。使用 Hohmann 拉钩对胫骨后方的解剖结构进行保护。慢慢完成整个截骨过程，不应施加太多压力，并应时时通过灌洗对锯片进行降温。当胫骨后方 2/3 处已经获得所需深度时，使用较窄的锯片进行前方冠状面截骨。冠状面截骨应贯通胫骨前方皮质的内外侧。由于锯片可能偏离方向进膝关节后部，应在完全的控制下缓慢完成锯片操作。在完成截骨后，可使用测量尺测量截骨区，以确保按照计划完成截骨。

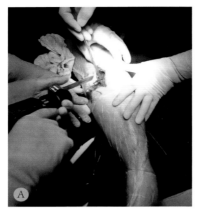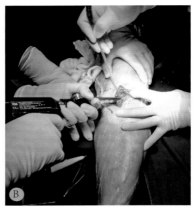

图 2-3-8　双平面截骨过程

第七步：撑开截骨区。撑开截骨区时需缓慢，常需在数分钟内缓慢打开，以防止外侧皮质骨折。如果截骨区打开速度过快，可能产生关节内医源性骨折。由于内侧副韧带的限制，截骨区在撑开时前方撑开可能较多，从而增加了胫骨平台向远端的倾斜度。因此应注意确保内侧副韧带表层长纤维已经得到了充分松解，撑开截骨区时应保持对称。如果需要，可切除 MCL 以获得骨膜下与远端松解。

常用的截骨区撑开方法有以下 3 种。

①使用骨凿技术撑开截骨区：可在前 2 枚骨凿中额外插入多枚骨凿，以缓慢撑开截骨区，继续插入第 3、第 4 与第 5 枚，直至获得所需的撑开角度，每 1 枚后续插入的骨凿深度要比前一枚略浅（图 2-3-9）。

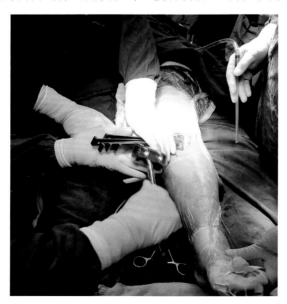

图 2-3-9　使用骨凿技术撑开截骨区

②使用 TomoFix 骨撑开器撑开截骨区：撑开工具除了用骨凿撑开截骨区外，还可使用 TomoFix 骨撑开器。该器械亦可用于测量截骨区的撑开角度，使用至少 2 把骨凿获得起始的撑开空间。移除骨凿并小心地用锤子将 TomoFix 骨撑开器打入，直至其到达轴点。为了避免各种误差，撑开器必须以完全垂直的角度插向外侧皮质中的轴点，可在撑开器的撑开片上读出截骨深度，用改锥缓慢旋转螺钉，使

截骨区撑开，直至获得所需的开放角度。如果撑开器未能精确插入到轴点，则其读数可能不能反映真正的开放角度（图 2-3-10）。

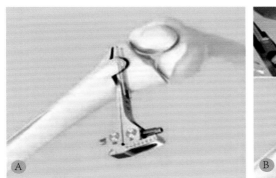
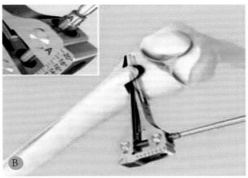

图 2-3-10　使用 TomoFix 骨撑开器撑开截骨区

③使用骨撑开钳撑开截骨区：除了用骨凿撑开截骨区外，还可使用骨撑开钳。使用至少 2 把骨凿获得起始的撑开空间。将骨撑开钳插入截骨空间的后内侧皮质之间，使用骨撑开钳缓慢撑开截骨区，直至获得所需的撑开角度（图 2-3-11）。

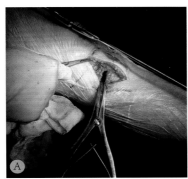
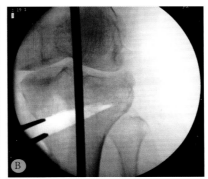

图 2-3-11　使用骨撑开钳撑开截骨区

第八步：检查矫形效果。当使用步骤 7 描述的技术撑开截骨区时，需要根据术前计划对截骨区进行调整。因此撑开过程中需要时时检查腿部的对线与开放楔形区的高度。如果需要检查承重轴线，应将腿完全伸直。当膝部伸直时，注意冠状面截骨表面的变化。截骨区的控制与精细调节必须在腿完全伸直的情况下进行，必须在两个透视平面上监控截骨矫形过程。检查胫骨倾斜度，了解可能发生的变化。避免旋转畸形与内侧 / 外侧不稳。如果需要测量截骨高度，使用高度测量器测量开放楔形的高度，将高度测量器打入截骨区，直至其牢牢固定于骨内。将滑片推向截骨区直至其接触到骨皮质。随后可从刻度上读出开放楔形截骨区的高度，单位为 mm。在取出撑开工具后，可插入第 2 枚测量器维持开放位置。植入物可放在 2 枚测量器之间。

对线棒可用于确认腿部的力学轴线是否已经得到矫正。对线棒与透视配合使用，可确保手术的精确性。将把手与大型底座相连，可使对线棒保持在正确位置上，同时避免手部受到 X 线照射。把手与底座连接的方式可与对线棒平行或垂直。将对线棒置于腿上并对准股骨头中心与踝关节中心在透视下检查，通过进一步打开或关闭截骨区，可调节轴线位置（图 2-3-12）。根据术前计划调节承重线。如果需要检查膝关节面，可将 1 枚 2.0 mm 克氏针以正确角度插入底座，这样可为透视提供参考。

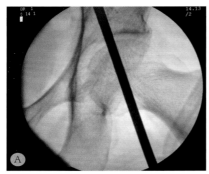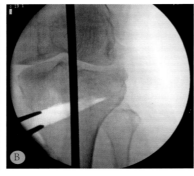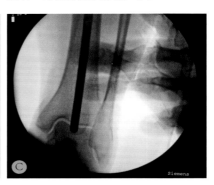

图 2-3-12　对线棒与透视配合调节力线

第九步：固定接骨板。使用撑开钳或高度测量器维持开放位置。仔细取出克氏针。通过皮下插入准备好的接骨板。骨干部分必须与胫骨骨干对齐，避免突出在前方或后方皮质外。在透视下确认板的位置。板的实心部分应覆盖在截骨区上，近端锁定螺钉应位于关节面下 1 cm 的软骨下骨处。在头部中央的螺钉孔中旋入螺纹钻头导向器，并插入内套筒，从中植入 1 枚克氏针，对接骨板进行临时固定（图2-3-13）。

接骨板近端固定（A、B 和 C 孔）使用 4.3 mm LCP 钻头钻出螺钉孔，并顺序植入 3 枚近端自攻锁定螺钉。读出钻头上的深度刻度或在移除钻头套筒后使用测深器测量深度。应选择尽可能长的螺钉，只要不穿透外侧皮质。注意：当旋下钻头套筒时，小心勿使接骨板旋转。将放置到正确位置的 TomoFix 接骨板压向胫骨，并在 A 和 C 孔内植入螺钉。移除 B 孔内的克氏针并植入 1 枚自攻锁定螺钉。可使用动力工具植入，但是切勿最后锁紧。为了确保锁定螺钉充分锁紧并减少螺钉头与接骨板冷焊接的风险，必须使用扭力限制器对锁定螺钉进行最后锁紧（图 2-3-14）。

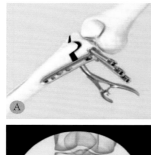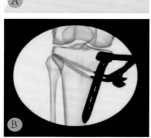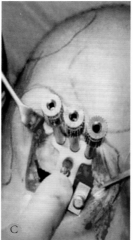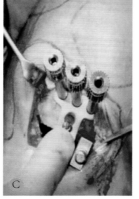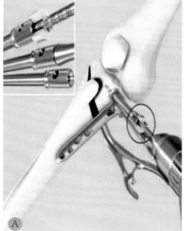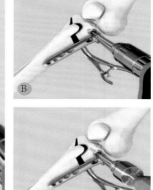

图 2-3-13　透视下确定接骨板的位置　　　　　图 2-3-14　使用扭力限制器锁紧螺钉

植入拉力螺钉：在结合孔 1 内的动力孔内以中立位植入 1 枚临时拉力螺钉（图 2-3-15）。使用通用钻头导向器钻出螺钉孔，角度略朝向远端，这样可避免干扰后将在此结合孔的锁定部分植入的锁定螺钉。使用测深器测量所需的螺钉长度。在手术进入此阶段时，必须将腿部完全伸直。使用跟骨硬垫并人为施加力量，使腿部完全伸直而后再拧紧拉力螺钉。皮质骨螺钉必须略朝远端，以避免干扰在同一螺钉孔内植入的双皮质锁定螺钉（下一步骤）。当拧紧该枚皮质骨螺钉时，应特别注意避免滑丝及造成骨骼损伤。该拉力螺钉通过将远端截骨骨块拉向接骨板，并且使板略微弯曲，从而对外侧轴点进行加压。外侧轴点处可能出现的裂隙被弹性预应力所控制，外侧的分离现象也大大减少。当缓慢拧紧拉力螺钉时，应时时注意观察截骨区，避免出现二期矫形丢失。

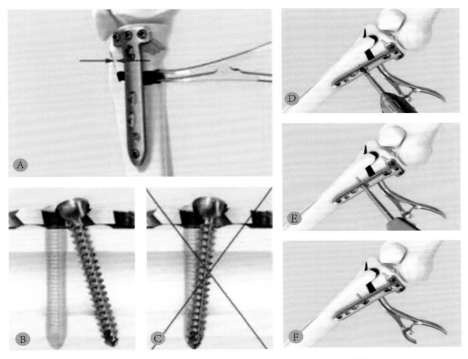

图 2-3-15　结合孔的动力孔内中立位植入临时拉力螺钉

接骨板的远端固定：在孔 3 上方的皮肤处做一切口，该切口将用于进行孔 2、3 和 4 的操作。使用通用钻头导向器在孔 2 中钻出 1 个单皮质孔。植入 1 枚单皮质自钻锁定螺钉。使用动力工具植入该枚螺钉，但切勿锁紧。最后，徒手使用扭力限制改锥，最后锁紧该螺钉。在听到咔嗒声后，即获得了最佳扭力。在孔 3 中重复这些动作。在孔 4 的锁定部分钻出 1 个单皮质孔，植入 1 枚单皮质自钻锁定螺钉。孔 1、2、3 中用于替换的螺钉应进行双皮质固定（图 2-3-16）。

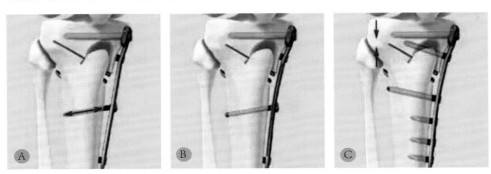

图 2-3-16　固定接骨板远端锁定螺钉

第十步：影像学检查。通过正侧位透视检查矫形结果与植入物位置（图 2-3-17）。

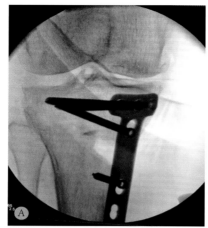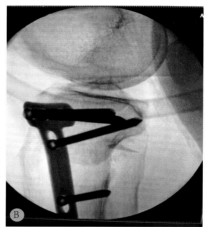

图 2-3-17　透视膝关节正侧位矫形结果

2. 外侧闭合楔形高位胫骨截骨术

外侧闭合楔形高位胫骨截骨术（lateral closing wedge high tibial osteotomy，LCWHTO）是最早开展的截骨手术方式之一。1965 年，Coventry 开创并推广了在胫骨结节近端进行闭合楔形 HTO 这一经典技术。很长一段时间内，外侧闭合楔形截骨被认为是治疗内侧间室关节炎这一领域的金标准。外侧闭合式截骨也经过不断的演变、改良及发展成为 2 种主要的术式：经腓骨小头截骨和经腓骨中段截骨。

（1）经腓骨小头截骨（传统 HTO）：沿髌韧带和腓骨小头间做一弧形切口，切除腓骨小头关节面，分离上胫腓关节，剥离骨膜至胫骨后侧，显露胫骨上端，将一纱布条放置在胫骨后方，以保护膝关节后方血管、神经等重要组织，用一粗注射器针头探定胫骨关节面，在胫骨平台关节面以下约 2 cm 处按照术前预设的截骨角度进行楔形截骨，注意不要误伤及破坏对侧骨膜的连续性，在截骨至对侧骨皮质时用电钻持续打孔，折顶后将两截骨端靠拢矫形，用合适的内固定物或外固定架固定。

（2）经腓骨中段截骨（改良 HTO）：沿腓骨中段外侧做一约 5 cm 大小的纵行切口，沿腓骨肌间隙和腓骨肌处分离显露腓骨后，将腓骨自中段截断并切除长约 2 cm 大小的骨块。然后在胫骨上端外侧切口处显露胫骨上端，剥离骨膜以显露胫骨髁外后侧及前内侧，将一纱布条放置在胫骨后方，以保护膝关节后方血管、神经等重要组织。用 1 枚克氏针探定胫骨关节面，然后在胫骨关节面以下 2 ～ 2.5 cm 处水平按照术前预设的角度进行楔形截骨，需注意不要误伤及破坏对侧骨膜的连续性，再在截骨至对侧骨皮质时用电钻持续打孔，后把小腿远端外翻造成骨裂，将截骨面对合，用合适的内固定物或者外固定架固定，使截骨面能够紧密对合。

手术方法：在胫骨近端前外侧上方行纵向直切口，保留将来行 TKA 的可能性。将伸肌从胫骨和腓骨上小心地剥离。暴露腓总神经和腓骨颈，按步骤进行腓骨截骨术：先将腓骨近端的前侧皮质截开，后将远端 1 cm 的腓骨完全切除。该方法可避免对腓总神经造成压力，可以在透视控制下确定胫骨斜形截骨的水平，同时应考虑胫骨矢状位的后倾角。截骨时采用截骨导向装置，通过克氏针定位，精度为 0.5°。该装置允许内侧皮质保持 5 ～ 10 mm 的骨桥，这对于稳定性非常重要，特别是在没有使用角稳定接骨板的情况下。在冠状面上进行胫骨结节的部分截骨，将骨凿留在截骨位置，以在水平截骨时保护胫骨结节，可用摆锯在克氏针之间进行操作。然后，移除楔形骨块，将胫骨近端锁定接骨板和锁定螺钉固定在近端。接骨板的远端部分距离胫骨表面 10 mm。将接骨板的张力调整装置安装于远端胫骨。用张力调整装置缓慢谨慎地闭合缺口。在进行该步骤的过程中，必须注意腓骨截骨部位的移位是否正确。最后，用锁定螺钉将接骨板固定在远端骨块，缝合伸肌结构，逐层关闭伤口（图 2-3-18）。

术后处理：从术后第 1 天起，允许患者用拐杖部分负重（15 kg），用可拆卸的夹板将膝关节固定在伸直位。术后第 1 天开始进行膝关节被动物理治疗。术后 6 周和 12 周，进行影像随访。如果术后 6 周 X 线片上可见骨愈合，允许患者完全负重。

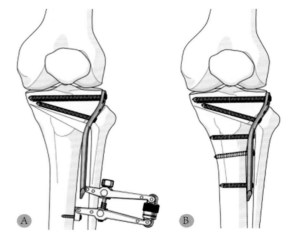

图 2-3-18 外侧闭合楔形高位胫骨截骨术

闭合楔形 HTO 有很多相关并发症，包括腓总神经和腘动脉损伤、关节内骨折、骨筋膜室综合征、感染、深静脉血栓或肺栓塞及截骨后延迟愈合或骨不连。然而，选择合适的患者、良好的术前计划、精确的手术技术和正确的术后处理，能将并发症发生率降到最低。

截至目前，LCWHTO 仍被认为是一项有效且能成功治疗单间室 KOA 的经典术式。该方法通过外侧截取楔形骨块来矫正下肢力线，以进一步降低内侧间室的压力，从而降低内侧间室负载，改善膝关节功能。外侧闭合楔形截骨术具有较为优良的初始稳定性，矫正的可能性更大，无须植骨，较之于内侧开放楔形截骨术，其手术截骨部位为完整的骨性面接触，基于截骨端的加压使其具有更高的术后愈合率。然而，因手术需行腓骨截骨或上胫腓关节分离，故也极大地增加了腓总神经损伤的风险（发生率为 3.3% ～ 11.9%）。外侧闭合楔形截骨往往会造成解剖结构的改变，易造成外侧副韧带松弛，有时虽然矫正角度也相对较大，但加大了后续 TKA 的难度。此外，此术很难将力线逐渐修正。另外操作较 MOWHTO 更为复杂，对术者技术要求更高。

有研究发现，外侧闭合楔形截骨与内侧开放楔形截骨两种手术方式的效果并无明显差异，且部分研究表明，二者后续 TKA 后关节功能结局、存活率及并发症发生率差异并无显著性意义。Kim 等的一项回顾性研究发现，开放楔形截骨和闭合楔形截骨在 5 年生存率方面没有差异，但在 10 年生存率的比较中，内侧开放楔形截骨的生存率为 91.6%，高于外侧闭合楔形截骨的 85.4%。

3. 穹顶样高位胫骨截骨术

1975 年，Blaimont 等最早报道采用穹顶样高位胫骨截骨术（dome-shaped high tibial osteotomy，DSHTO）治疗内侧间室 KOA。DSHTO 对于维持胫骨近端的解剖形态拥有较大优势，且不会引起下肢短缩畸形，在纠正及调整角度方面具有一定优势。由于截骨面与骨面之间的接触面积大，有利于促进断端骨愈合，且有利于纠正和调整角度（图 2-3-19）。因为没有骨量的丢失，该方法恢复周期较短，允许患者早期下地活动和负重，且不影响以后转行 TKA。但是该方法相对于楔形截骨操作复杂，手术暴露区域大，目前临床应用较少。近年来，手术机器人、计算机导航、个性化截骨导向器技术的发展和进步，为 DSHTO 提供了另一种开展方向。

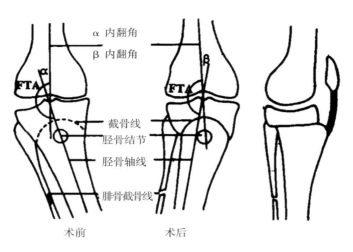

图 2-3-19　DSHTO 示意图

4. 胫骨髁外翻截骨术

胫骨髁外翻截骨术（tibial condylar valgus osteotomy，TCVO）是一种关节内开放式截骨技术，它通过一种较为新颖的截骨方式，从胫骨髁间棘向下后再转向内侧，L 型截断胫骨内髁外翻撑开截骨面，实现内外关节间隙的对合，因此又称为 L 型高位胫骨截骨术（L-shaped high tibial osteotomy，LHTO）。这种方法不仅使下肢机械轴转移，而且提供可靠的外侧间隙的复位。1990 年，日本学者 Chiba 首先报道 TCVO 用于重度 KOA 的治疗。截骨术内固定的方法上有普通钢板固定，也有外固定支架固定，Chiba 将锁定钢板的技术用于截骨术后的内固定，通过 5 年随访，认为将锁定钢板固定技术用于 TCVO 截骨术，无须长螺钉的植入，可以早期负重。现在多采用在 3D 打印个性化截骨导板（patient-specific cutting guides，PSCGS）引导下开展 TCVO 治疗 KOA。

（1）术前准备：完善术前影像学检查，包括患侧膝关节正侧位 X 线片、站立位下肢全长 X 线片，测量 MPTA。通过三维 CT 术前模拟截骨范围，设计个性化截骨导向板，同时可以测量在各个方向上截骨的深度。应用 3D 打印技术制作个性化截骨导板（图 2-3-20）。

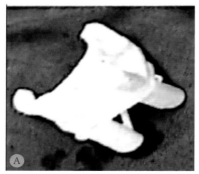
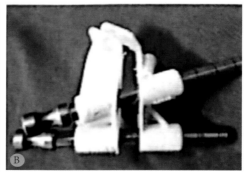

图 2-3-20　3D 打印截骨导向板

（2）手术方法：患者取仰卧位，腰硬联合麻醉，在胫骨近端前内侧膝关节间隙平面纵行向远端做切开，长约 8 cm，切开皮肤皮下组织筋膜，暴露胫骨近端内侧面，剥离部分鹅足，沿胫骨内侧面在骨膜下剥离至胫骨后方，插入 Hoffman 拉钩保护腘窝血管，前方剥离至胫骨结节上，保护髌韧带，安放截骨导向板 4 枚克氏针固定。从截骨导向板横行截骨引导孔钻入 1 枚克氏针，透视验证截骨部位，拔出验证的克氏针，摆锯通过截骨导向板的截骨孔行横行截骨后，再行纵行截骨，向关节内截骨时注意关节面不完全截断，向后方截骨时按术前计划标志截骨的深度截骨，防止损伤血管，截骨完成后，在截骨面用骨刀以层叠骨刀法逐步打入 4 ～ 5 把 25 mm 宽的截骨骨刀，撑开截骨间隙。撑开器撑开后，使两根圆棍按术前设计的角度顺利插入截骨导向板侧孔，即与术前截骨角度一致，同时透视验证截骨角度（图 2-3-21）。置入克氏针临时固定截骨端，取出截骨导向器，安放胫骨内侧锁定钢板。截骨端使用人工骨充填，关闭切口（图 2-3-22）。

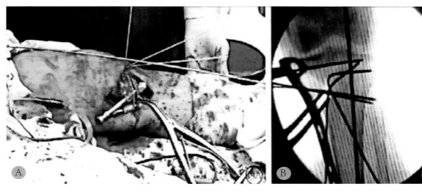

图 2-3-21　透视验证截骨角度

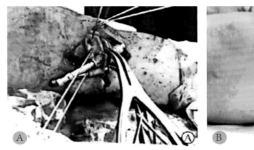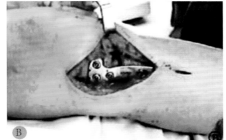

图 2-3-22　胫骨内侧锁定钢板固定并植入人工骨

　　术后复查 X 线片显示膝关节内外侧间隙等宽，原有的外侧间隙外宽内窄消失。在全长片上测量，术后 MPTA 为 90.5°（图 2-3-23）。

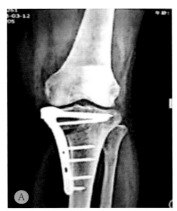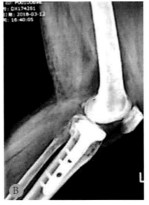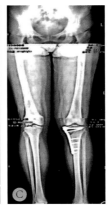

图 2-3-23　术后 X 线片

（3）TCVO 和 HTO 比较：HTO 是由 Covertry 最早提出的闭合截骨方法，Hernigou 于 1987 年开始报道开放截骨方法。闭合截骨需要做腓骨截骨，有损伤腓总神经的风险，增加髌骨的高度，减少髌骨的后倾；而开放截骨降低髌骨的高度，增加髌骨的后倾，因此需要按照实际个体化选择截骨方式。HTO 的手术目的是改变下肢力线，恢复膝关节的正常排列，改变胫骨平台压力不均的情况，延缓关节炎的进展，促进软骨的修复。HTO 体现了关节自然运动功能与舒适性，这是 TKA 无法比拟的。异位骨化（heterotopicossification，HO）作为关节外的截骨，改变了关节的负重面，但对关节面发生畸形改变的 OA 不能给予很好的矫正，TCVO 可能实现单间隙关节面对合。

TCVO 优点十分明显，可以对膝关节面进行一定的适应性调整，且不追求精确的计算矫正角度，最终是以膝关节面对合为标准，实际上可一次性进行多次、多维、多平面的矫正。TCVO 术后，膝关节内外侧关节面可同时对合，以获得良好的膝关节远期稳定性。

HTO 截骨需要保留胫骨外侧皮质的完整性，防止骨不愈合，同时需要在两个平面截骨保留胫骨结节，有胫骨结节骨折的危险，TCVO 截骨线未达外侧髁，铰链骨折的风险较低，截骨端稳定。与 HTO 不同的是，TCVO 通过关节内的截骨，纠正外侧关节间隙的不等宽，内侧关节间隙并不受影响，截骨后的内外侧关节面是同时对合的，关节的稳定性增加。

5. 张氏截骨与花氏截骨

近年来随着 HTO 技术的发展，我国张英泽院士推出的胫骨近端 HTO（张氏 HTO）以及中国台湾花世源教授推出的胫骨结节远端 HTO（花氏 HTO）在国内运用较多。张氏 HTO 和花氏 HTO 虽然同为内侧开放楔形截骨，但具体操作方法及技术指标仍有较多不同。张氏 HTO 先行腓骨截骨，胫骨截骨线内侧定位于胫骨平台与胫骨干交界处，外侧定位于腓骨小头尖端水平。花氏 HTO 截骨线则定位于胫骨结节下 1/3、上胫腓联合下 0.5 cm，并与关节线（或股骨远端两骨髁的连线）成 30° 交角（图 2-3-24）。花教授亲自做 HTO 约 3000 例患者验证 93° 矫正原则，矫正 93° 是花教授的经验总结（对骨质疏松的患者要求矫正到 95°，对年轻患者要求矫正到 91°）。

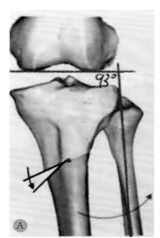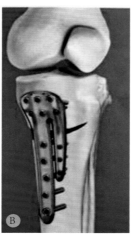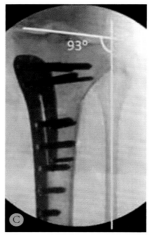

图 2-3-24　利用工具将胫骨开口上缘挤上去，下缘推出来，使骨板完全贴合

研究表明，张氏 HTO 与花氏 HTO 虽然在具体胫骨截骨位置、腓骨截骨与否及对力线恢复的程度上存在较大差异，却取得了类似的早期手术效果，均可有效缓解疼痛，改善膝关节功能。

6. Ilizarov 技术

环状 Ilizarov 外固定器作为一种新的刺激关节软骨修复和再生的方法，西方发达国家已用于治疗存在关节炎、关节挛缩和僵硬而导致明显的临床症状又不愿意行关节置换术的青、中年患者。

1994 年，在美国的田纳西州孟菲斯城，I.Charles Taylor 和 Ha oldS. Taylor 首先将 Stewart 平台及 Chasles 理论应用于骨科。他们改良了 Ilizarov 外固定系统，使用 6 根在接头处能自由旋转并可伸缩的支撑杆连接远近端的固定环，将这种外固定系统称作泰勒（Taylor）空间外固定支架。Michel Chasles（1793—1800）是法国的一名几何学家，他发展了投影几何学，首次发现 1 个物体在六轴（3 次移位加 3 次旋转）上的复杂再定位，能够通过沿着 1 根螺杆旋转 1 个螺母被复制。该螺母在空间的运动轨迹就是 1 个曲线矫正轴，其可矫正所有的旋转（成角和旋转畸形）、移位和长度畸形。利用 Chasles 轴的原理进一步发展起来的 Stewart 平台，其使用 6 根可调节长度的支撑杆，能够在空间任何方向上移动 1 个物体，已经被应用于许多工业及高科技领域。应用于骨科可以允许同步矫正六轴畸形。

泰勒空间外固定支架由两个全环或部分环应用 6 根可伸缩的支撑杆，通过特别的通用关节连接组装而成，仅仅通过调节支撑杆的长度，一个环相对另一个环就能被重新定位，将这种框架结构与特殊的软件程序相结合，临床上就可以精确地治疗多种骨折移位、骨不愈合及畸形愈合。该外固定及矫形技术发展于 20 世纪 90 年代，随着不断的改进与完善，融入了 Dror Paley 的畸形矫正理念。

泰勒空间外固定支架的硬件构成（图 2-3-25）：上下 2 个环，也称近端环和远端环；6 个可调节长度的延长杆，且每个延长杆的长度可直接读出；延长杆与环相连接的万向旋转接头；连接固定环与骨段的钢针和针夹。

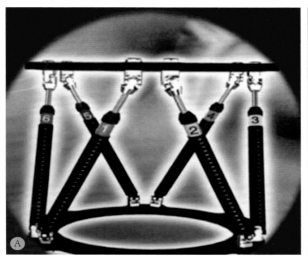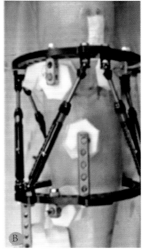

图 2-3-25　泰勒空间外固定支架

泰勒空间外固定支架的结构特点：①泰勒三维空间外固定支架结构非常紧凑；② 6 个杆连接支撑 2 个环，形成一个整体；③用 5 个杆则系统不稳定，用 7 个杆则系统受到过度限制；④带角度连接的 6 杆结构使每根杆承受轴向载荷，对于倾斜的杆不产生弯曲力；⑤整个系统结构异常坚固，包括侧方形成的三角形和上下 2 个三角面，与钻石的八面体晶体结构形态相同。

Ilizarov 技术微创 HTO 是治疗膝内翻 OA 合并膝内翻畸形的有效方法。与传统的钢板螺钉内固定器和外固定器相比，Ilizarov 具有以下优点：①结构简单，安装及去除方便，价格相对较低；②无须剥离骨膜，对截骨端血供影响小，可保证局部血液循环，为截骨端愈合提供良好的内环境；③对截骨端固定牢靠，符合骨折弹性固定要求，可以为截骨端提供一定的压应力刺激，利于骨端的愈合；④术后无须石膏固定，患者可早期下地进行功能锻炼，避免术后肢体功能障碍；⑤术后可重新矫正截骨面的对合角度，调整下肢力线，减少手术失败风险；⑥手术适应证更广，可矫正较大范围的畸形。但是环状 Ilizarov 外固定器存在与其他外固定一样的缺点，相对于内固定来说，患者舒适度及接受度较差。

7. 截骨导板技术

3D 打印技术目前已在骨科领域得到了广泛且成熟的应用，术前通过计算机软件重建下肢的三维模型，可以在计算机上精确测量出膝关节的内翻角度，进行模拟截骨，观察截骨效果。同时能根据截骨角度进一步明确截骨平面，设计出截骨导板。3D 打印截骨导板的应用，使截骨手术更加个性化、精确化，同时能够有效提高手术质量，缩短手术时间，减少术中出血量，大大提升手术效率。有研究发现，用 3D 打印截骨导板辅助 HTO，能够有效提高矫正股胫角的精确性，对于治疗伴有内侧间室 OA 的膝内翻畸形是一种精确有效的方法。有研究者通过研究 3D 打印截骨导板在内侧开放楔形 HTO 中的应用也得到了类似结论，同时发现，除获得更加精确的力线（MPTA、股胫角以及胫骨平台后倾角）外，患者术后 1 年的临床功能（Caton 指数、Lysholm 评分）也能得到有效改善。还有研究发现，3D 打印截骨导板能够有效提高患者术后的美国特种外科医院（hospital for special surgery，HSS）评分。

第四节　腓骨截骨术

2014 年，张英泽教授发现膝关节内侧间室 OA 患者的 X 线片和 CT 图像上普遍存在胫骨内侧平台明显低于外侧平台的沉降现象，并提出了膝关节不均匀沉降理论，该理论认为，外侧腓骨支撑导致疏松退变的胫骨平台内外侧不均匀沉降是继发膝关节力线内移和膝内翻程度加重的决定因素。根据这一理论，可采用单纯腓骨高位截骨术治疗 KOA 合并内翻畸形。同年，郑占乐等提出腓骨截骨术用于治疗 KOA。该方法以不均匀沉降理论为基础，通过单纯截除腓骨近端以纠正胫骨平台不均匀沉降。截骨之后，由于腓骨失去连续性，股二头肌产生的向上方的牵拉力通过上胫腓联合作用于胫骨外侧，使胫骨相对于股骨外展、外旋，进而改变胫骨内侧平台与股骨内髁间的接触位置以及膝关节内侧的应力分布，最终缓解负重时膝关节内侧疼痛等症状。目前，腓骨高位截骨术治疗 KOA 的有效性研究已经涉及影像学改变、解剖学特性、术后疼痛情况及关节活动度等方面，但仍存在不少争议，特别是缺乏生物力学的支持。

一、理论支持

1. 不均匀沉降理论

不均匀沉降理论来源于土木工程学，是反映土木工程结构地基变形特征的重要指标。由于地基不均匀沉降的存在，迫使基础基底反力改变，最终可导致建筑物或路面事故的发生。在静力负重时，胫骨平台内侧承担的负荷约占 60%，外侧约占 40%。张英泽等首先提出不均匀沉降理论并将其运用于

KOA 的发病和治疗机制中。该理论认为，随着年龄增长，胫骨平台骨小梁变薄、数量减少、骨密度下降，出现骨质疏松症，应力的传递及分散功能降低，骨质难以承受巨大应力，继而发生微骨折，加上膝关节内侧既无坚强的软组织支撑，又无骨性阻挡，而外侧有腓骨支撑，腓骨出现骨质疏松较平台晚或轻。当平台负重时，力线内移、负荷增加，内侧沉降率及速度显著大于外侧，从而形成了胫骨平台（松质骨）内侧塌陷伴疼痛→下肢力线内移→内侧负荷增加，间隙变窄→沉降加速→外侧腓骨无塌陷（皮质骨支撑）→内侧塌陷→疼痛加重的恶性循环。当腓骨截骨后，外侧平台腓骨支撑的作用消失，膝关节炎的恶性循环从此被打破。胫骨平台内外侧所承负荷重新分布，力线外移，从而关节外侧压力增加，内侧间室压力缓解，疼痛得以减轻。目前，不均匀沉降理论除用于膝关节外，还用于脊柱、髋、踝等关节中。刘月驹等认为，不均匀沉降理论同样适用于踝关节，他们行腓骨截骨术治疗内侧踝关节炎取得了良好的疗效。董天华等将不均匀沉降理论运用于脊柱中，系统解释了老年性脊柱后凸畸形的原因和新疗法。

2. 弓弦理论

弓弦理论认为，膝关节是以骨作弓，肌肉、韧带、筋膜、关节囊等软组织为弦，从而维持膝部正常结构，完成膝关节运动功能。暴力损伤、慢性劳损、退变等致病因素，均可引起弓弦力学系统受力异常，最终改变弓弦力学系统（骨与软组织）的形态结构。一旦改变超出了人体的自我调节及修复能力，就会打破人体的生理平衡，引起相应的功能障碍，继而出现临床症状。杨延江等把弓弦理论运用于腓骨截骨术中，他们指出术前胫腓关节连接紧密，软组织张力较低，而在截骨术后，近端腓骨由于受到腓骨长短肌、比目鱼肌等小腿肌肉的远侧牵拉作用力，弓弦张力增高，在以外侧胫骨平台为支点的基础上，利用杠杆原理撬起股骨内髁，增加内侧间隙，膝关节负荷外移，得以重新排列股骨下端机械轴，内侧 OA 症状从而得到缓解。杨朝君等认为，腓骨近端截骨后，通过腓骨头腓骨近端肌肉的牵拉，作用力传导至股骨外侧髁，从而在术后出现膝关节内侧间隙增加，负荷减少，力线外移，最终疼痛得以缓解，畸形得到部分纠正。

3. 力矩再平衡

大量研究表明，力矩可以作为膝关节平衡性和稳定性的评价标准之一。膝关节的平衡性和稳定性与伸肌和屈肌力量的均衡存在极大关联，而伸肌与屈肌的力矩比值可作为其评价标准之一。Miyazaki等研究发现，当增加 1% 的内侧力矩，KOA 内侧间室型进展风险则呈 6 倍增长。张旻等通过三维步态分析系统和测力板研究发现，KOA 内侧间室型患者膝关节内收力矩增加明显，而髋关节内收力矩则显著减小，认为力矩可成为膝关节炎治疗评估的有效客观的参数依据。祁昕征等将力矩再平衡作为腓骨截骨术机制，认为腓骨近端截骨术后出现后外侧收缩肌力下降→膝关节合力矩再平衡→关节接触位置改变、接触力下降→膝关节疼痛得到缓解。

4. 软组织再平衡

软组织平衡的重要性已得到越来越多临床医生的重视。陈伟等应用 SSMKnee 软件进行多维 X 线光3D 技术建模测量，分析数据后发现，腓骨近端截骨术后早期疗效，是由于膝关节周围肌肉、肌腱、韧带等软组织出现再平衡的结果；而胫骨重塑及肌肉、筋膜、韧带等软组织再平衡的共同作用，又确保了截骨术后远期的疗效。于风天等提出腓骨近端截骨后，膝关节周围软组织经过人体的再适应与调节达到再次平衡，从而促使肌肉对膝关节内侧间隙进行牵拉，最终达到力线外移、间隙增宽和疼痛缓解的效果。

二、手术适应证及相对禁忌证

腓骨近端截骨术主要适用于治疗膝关节内侧间室 OA。符合适应证的患者常具有以下临床特点：①存在膝关节活动性疼痛或静息痛，膝关节内侧或前内侧有指压痛。② X 线检查提示膝关节内侧间隙变窄；负重位 X 线片上测量下肢力线，存在膝内翻畸形。③对于 KOA 合并踝关节 OA 的患者，也可考虑采用该手术方法进行治疗。不过对于 KOA 伴有外翻畸形，且以髌股关节炎症状为主，或者膝关节游离体较多且出现绞索症状的患者，不建议采用本手术治疗。

三、手术方法

麻醉方式采用硬脊膜外麻醉、蛛网膜下腔麻醉或其他局部麻醉。患者取仰卧位，常规消毒铺单，使用止血带。采用腓骨后外侧入路行截骨术。术中先确定腓骨头位置，于腓骨头下方 6～10 cm 处做一长 2～3 cm 的直切口，位置略偏向腓骨后方，切开深筋膜，经腓骨长肌与比目鱼肌间隙进入，显露腓骨（图 2-4-1）。截除约 2 cm 长腓骨，骨蜡封闭截骨端，截骨操作建议使用摆锯，也可使用骨凿、线锯等（图 2-4-2）。腓浅神经从腓总神经发出后，其伴随腓骨中上段走行的分支及变异多位于腓骨长肌与比目鱼肌间隙前方，术中应注意避免损伤腓浅神经及其分支。

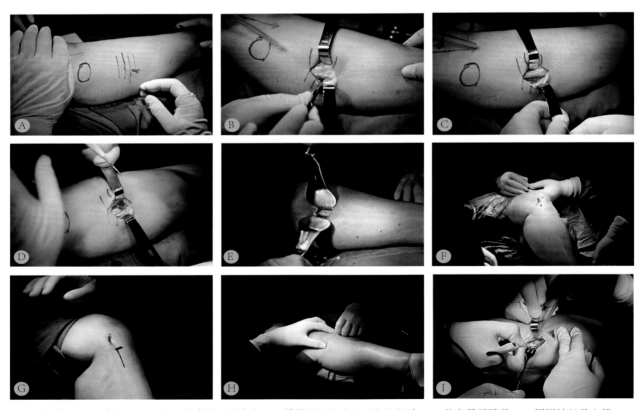

A.腓骨截骨的皮肤标记；B.切开皮肤并逐层分离；C.腓骨长短肌和比目鱼肌间隙；D.分离暴露腓骨；E.周围神经及血管；F.针头定位膝关节间隙；G.标记手术切口；H.切开皮肤；I.逐层分离至胫骨骨面。

图 2-4-1　腓骨截骨入路

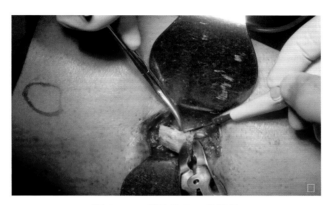

图 2-4-2 截除约 2 cm 长腓骨

四、疗效观察

余建平等对 24 例膝关节内侧间室 OA 患者行腓骨近端截骨术，术后随访 8 ～ 24 个月，发现其中 21 例患者疼痛完全缓解，活动无疼痛，自觉关节活动较前自如，效果满意。2 例患者疼痛明显缓解，活动步行 1 km 以上有轻度疼痛，效果较为满意。仅 1 例患者疼痛有缓解，但行走时仍有疼痛及畸形，疗效差。Yang 等对 110 例经腓骨近端切除术的 KOA 患者进行了 2 年以上的随访，评价了术前和最后一次随访的 X 线片表现、股骨胫骨角和侧关节间隙，以及 KSS 和 VAS 评分。结果显示，在最后 1 次随访中，平均股骨胫骨角和侧关节间隙分别为（179.4 ± 1.8）° 和（6.9 ± 0.7）mm，均明显小于术前的（182.7 ± 2.0）° 和（12.2 ± 1.1）mm（$P < 0.001$）；平均 KSS 评分为（92.3 ± 31.7）分，明显大于术前的（45.0 ± 21.3）分（$P < 0.001$）；平均 VAS 评分（中位数和四分位数间距分别为 2.0 和 1.0）明显低于术前（中位数和四分位数间距分别为 7.0 和 2.0）（$P < 0.001$）。沈烈军等运用腓骨近端截骨术联合关节镜清理术和药物的综合疗法治疗 KOA 患者 25 例，在平均 8 个月的随访中，患者的术后股胫角、胫股关节间隙角和下肢力线到髌骨中线的距离，均有不同程度减小；膝关节活动度改善，疼痛减轻；膝关节日本骨科协会评分（Japanese Orthopaedic Associationscores，JOA）由术前的（74.0 ± 2.5）分提高到（84.0 ± 3.0）分。

秦迪等研究了影响腓骨近端截骨术治疗 KOA 效果的危险因素。线性回归分析显示，腓骨头至胫骨平台垂直距离变化、上胫腓关节角度、膝关节上胫腓关节炎评分、BMI 及术前膝关节 HSS 评分是相关因素，前 2 项呈正相关，后 3 项呈负相关，其中腓骨头至胫骨平台垂直距离变化和膝关节上胫腓关节炎评分对治疗效果影响最大。

腓骨截骨术具有手术时间短、创伤小、安全性高的特点。杨朝君等对 85 例经手术治疗的内翻型 KOA 患者（腓骨截骨组 40 例，TKA 组 45 例）进行 3 ～ 5 个月的短期随访，比较发现腓骨截骨组总出血量、输血量、手术时间、住院时间和总费用均较 TKA 组少，分别为（35 ± 15）mL *vs.*（510 ± 150）mL、0 mL *vs.*（132 ± 59）mL、（18 ± 6）min *vs.*（73 ± 17）min、（3.5 ± 2.4）d *vs.*（12.5 ± 3.6）d、（0.35 ± 0.4）万元 *vs.*（4.55 ± 0.8）万元（$P < 0.05$）。术后两组 HSS 评分均明显升高、VAS 评分均显著降低（$P < 0.05$），但组间比较差异无统计学意义（$P > 0.05$）。血红蛋白含量腓骨截骨组手术前后差异无统计学意义（$P > 0.05$），TKA 组术后明显减少，差异有统计学意义（$P < 0.05$）。腓骨截骨组中 2 例患者术后 3 个月

内疼痛仍不缓解，3 例术后出现腓浅神经损伤（足背及趾背皮肤麻木，3 个月内全部自行恢复）。TKA 组术后 1 例脑梗死、2 例下肢深静脉血栓形成，经治疗好转。腓骨截骨术与 TKA 近期疗效相似，但创伤小、失血少、安全性高、费用低、手术及住院时间短，对部分 KOA 患者的治疗更有优势。

腓骨截骨术与其他膝关节手术相比具有相似的近期疗效。陈伟等比较了不同方法治疗 233 例 KOA 患者疗效发现，腓骨近端截骨术或联合关节镜清理术治疗 KOA 的效果与 UKA、TKA 无差别。于风天等对腓骨截骨术治疗的 29 例和闭合式胫骨截骨术治疗的 27 例内翻性 KOA 患者进行了 6 ～ 60 个月的随访，比较发现，两组术后 3 个月、6 个月的 VAS、HSS 和 KSS 评分均较术前改善（$P < 0.05$），组间疗效比较差异无统计学意义（$P > 0.05$），但腓骨截骨组手术时间、术中出血量、住院时间、总费用和切口长度均少于或小于胫骨截骨组，分别为（32 ± 5）min *vs.*（73 ± 11）min、（23 ± 11）mL *vs.*（195 ± 70）mL、（3.1 ± 0.4）d *vs.*（7.7 ± 1.0）d、（0.38 ± 0.06）万元 *vs.*（1.75 ± 0.39）万元、（5.4 ± 0.6）cm *vs.*（11.9 ± 2.0）cm（$P < 0.01$）；腓骨截骨组术后出现 1 例腓浅神经感觉支牵拉伤伴足背外侧感觉减退（2 个月后基本恢复）和 1 例踇长伸肌肌力减弱；胫骨截骨组术后出现 1 例腓浅神经损伤（术后经药物营养神经功能恢复）和 2 例髌骨低位。2 种截骨术均对内翻性 KOA 有明显疗效，且效果相当，但腓骨截骨术较胫骨截骨术操作简单、费用低、创伤小。郝亮等比较了单纯用关节镜清理术治疗 32 例 KOA 患者与腓骨近端截骨术联合关节镜清理术治疗 29 例 KOA 患者的效果，发现术后 2 组 VAS 评分均降低，KSS 评分均增高，但在术后 3 个月和 12 个月的随访中，腓骨截骨术联合关节镜组 VAS 评分明显低于单纯使用关节镜组，KSS 评分高于单纯使用关节镜组。腓骨截骨术联合关节镜清理术治疗 KOA 效果更好，既能改善下肢力线缓解膝关节症状，又能对关节内可能存在的软骨、半月板损伤及滑膜炎症进行处理。

五、并发症

腓骨近端截骨术治疗 KOA 的主要并发症是一过性腓总神经牵拉伤、腓浅神经损伤、皮下淤血、术后患侧小腿憋胀和无力等，这些问题大多发生率低，在手术时能够避免或经过药物治疗、休息、功能锻炼而康复。有学者建议，通过腓肠肌与短肌肌肉和比目鱼肌之间的空间进行后外侧手术，可降低腓骨头下 6 cm 水平的医源性神经损伤的风险。

第五节　股骨远端截骨术

一、概述

截骨矫形术通过改善膝关节的负重轴线，以达到矫正畸形、确保膝关节稳定和解除疼痛 3 个目的。因此截骨术是 OA 阶梯治疗中重要的手术方法之一，对改善 OA 关节功能和症状同时又能保留关节具有重要意义。膝内外翻的原因多为股骨远端髁上部位发育不良，可通过股骨远端截骨（distal femur osteotomy，DFO）进行矫正。外翻膝股骨远端截骨分为内侧闭合楔形 DFO 和外侧开放楔形 DFO，内翻膝股骨远端截骨分为外侧闭合楔形 DFO 和内侧开放楔形 DFO，内外闭合楔形 DFO 更常用。一般认为，闭合截骨应用于股骨远端外形正常且双腿等长的单纯内外翻患者，而开放截骨主要应用于青少年患者或有肢体短缩者，对于严重的创伤后畸形及多平面畸形患者则可采用经股骨远端外侧路的滑移截骨术。

二、适应证和禁忌证

适应证：①膝内外翻畸形患者，内外翻畸形位于股骨远端（图 2-5-1）；②患者 20～60 岁，骺线已闭合，导致膝内外翻的原发病已控制；③小儿麻痹症后遗症；④骨折畸形愈合等。

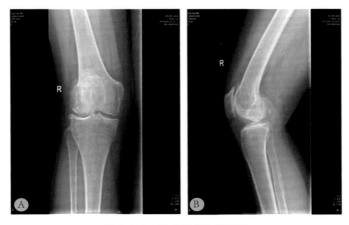

图 2-5-1　股骨远端外翻畸形

禁忌证：①炎性关节疾病；②严重的外侧室 OA；③肥胖；④活动范围受损；⑤同时累及内、外侧室的 OA；⑥骨坏死；⑦矫正度数大（外侧开口＞ 15 mm）。

三、术前计划

1. 确认下肢力线是否有膝关节外翻

术前需获取标准下肢全长站立位正位片，注意是以患者髌骨朝前，而非脚趾朝前拍摄（图 2-5-2）。通过正位片可判断膝关节外翻情况，若股骨中心到踝关节中心连线与膝关节中心距离超过 1 cm，则存在膝关节外翻。

2. 确定畸形位置

股骨解剖轴与膝关节平面所成的夹角为 80°～ 84°，也称股骨远端外侧力线角（lateral distal femoral angle，LDFA）。测量健侧的 LDFA，可用作患侧力线评估的参照（图 2-5-3）。通过分析 MPTA、LDFA 和关节内夹角，可以量化分析膝关节冠状面畸形来源。股骨外侧角 LDFA 偏移 4° 以上，认为是比较显著的冠状面畸形。LDFA ＞ 92° 为内翻，LDFA ＜ 84° 为外翻。

3. 设定目标力线和矫正角度

首先通过截骨面与膝关节中心连线确定目标力线，然后设定截骨的合页位置，连接合页与股骨中心，以合页为旋转中心，以股骨头中心至合页的距离为半径进行旋转，直至与目标力线交叉，此处旋转的角度即为矫正角度（图 2-5-4）。

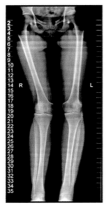

图 2-5-2 站立位下肢全长片

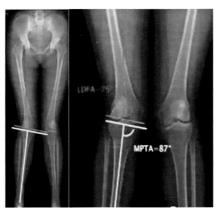

图 2-5-3 术前力线评估

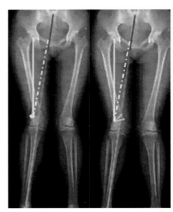

图 2-5-4 通过力线确定矫正角度

四、手术操作

1. 股骨远端内侧闭合楔形截骨术

第一步：手术麻醉后，患者取平卧位，做一股骨远端内侧直行切口（图 2-5-5），经股骨内侧肌和大收肌之间隙，直达股骨远端内侧骨面。

第二步：于股骨内侧干骺端向股骨外侧髁上斜形打入 1 枚克氏针（或 2 枚平行克氏针）作为远端导针，并透视导针位置（图 2-5-6）。

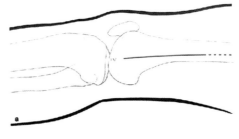

图 2-5-5 内侧切口

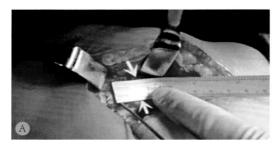

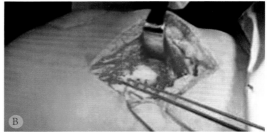

图 2-5-6 置入远端导针

第三步：根据术前测量截骨角度，再打入 1 枚近端导针（或 2 枚平行克氏针），远、近导针交汇于股骨外侧髁上缘皮质内侧 0.5 ～ 1 cm 处（图 2-5-7）。

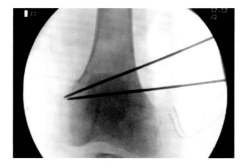

图 2-5-7 截骨平面置入导针

第四步：用摆锯分别沿远近导针横行截断股骨后侧 3/4。保留外侧骨皮质铰链，再用薄锯片于股骨前 1/4 处纵行截骨，冠状面的纵行截骨面与横行截骨面成角 90° ～ 110°，沿前方骨面向上走行 2 ～ 5 cm 后，截出前方骨皮质（图 2-5-8）。

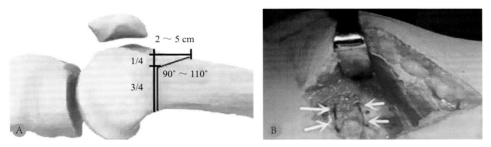

图 2-5-8　股骨远端前侧皮质骨斜面截骨

第五步：透视导针位置，截除相应宽度的楔形截骨块，于下肢外侧缓慢施压闭合骨面（图 2-5-9）。

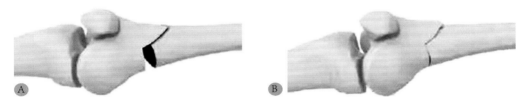

图 2-5-9　闭合截骨端

第六步：用克氏针斜行固定两截骨面，透视固定后的下肢力线纠正情况。可预置钢板，了解钢板位置。确认力线及钢板位置后，固定钢板，远端 A、B、C、D 孔置入锁定螺钉，近端第 1 孔置入皮质骨螺钉加压，与钢板垂直或稍微偏近端点，以更好加压，2、3、4 孔置入锁定螺钉，建议使用双皮质固定。移除第 1 孔的皮质骨螺钉，置入锁定螺钉（图 2-5-10）。

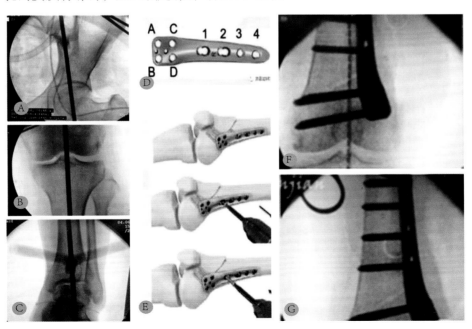

图 2-5-10　锁定钢板固定截骨端的方法

技术要点：①截骨合页位置一般位于内侧髁上（内翻）或者外侧髁上（外翻）。合页保留不同于胫骨 HTO（1 cm），DFO 合页一般保留 5 mm。②打入导针，可测量长度，与术前设计角度核对。根据截骨长度和术前角度，可由表格查出两截骨导针之间的距离。截骨线最好是等腰三角形。③截骨时一定要注意保护后侧血管神经，骨撬位置十分重要。④截骨也采用双平面截骨。一般先进行斜行截骨（冠状截骨），再进行常规截骨（横行截骨）。冠状截骨面以横截面的前 1/4 为起点，与克氏针平面成 90° ～ 110°，前方保留 1 ～ 2 cm 高度骨块。横行截骨面沿克氏针的方向进行截骨。

2. 股骨远端外侧闭合楔形截骨术

第一步：患者麻醉后，取平卧位，切口位于大腿远端外侧，远端至髌骨中段向近端延伸 7 ～ 10 cm，位于大腿外侧中线（图 2-5-11）。

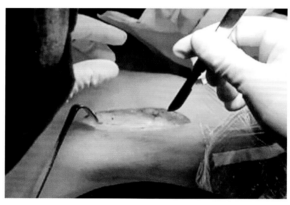

图 2-5-11　手术切口

第二步：切开深筋膜后，自股外侧肌后侧间隙进入，将股外侧肌拉向前方，显露股骨远端，剥离骨膜，紧贴股骨后侧插入骨撬，保护后侧组织（图 2-5-12）。

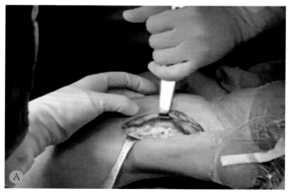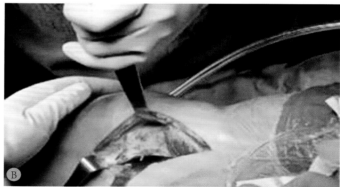

图 2-5-12　显露股骨远端外侧面

第三步：按术前设计角度进行截骨。先打入 2 枚克氏针定位导针（或者 4 枚，两两平行），透视看导针位置，位置合适后进行截骨（图 2-5-13）。

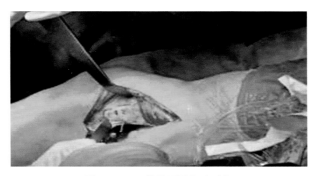

图 2-5-13　截骨面置入克氏钉

第四步：闭合截骨间隙，2 枚克氏针斜行固定两截骨面，可预置钢板，了解钢板位置，透视力线情况，确认力线及钢板位置后，固定钢板（图 2-5-14）。

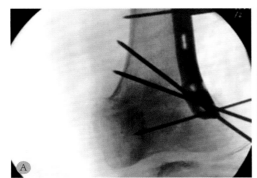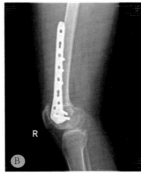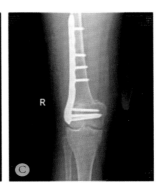

图 2-5-14　截骨端锁定钢板固定

第六节　膝关节周围截骨术的并发症

截骨术虽然是治疗单间室 KOA 并矫正畸形的理想方法之一，但手术入路毗邻重要神经血管，且涉及胫骨、股骨截骨，因此术中、术后并发症时有发生。常见并发症包括以下几种。

一、神经血管并发症

部分截骨术如闭合楔形截骨术、腓骨近端截骨术等，需要进行腓骨截骨或上胫腓关节分离，腓总神经可能损伤，不论是感觉支、运动支或两者兼有，都时有发生。一方面与腓总神经贴近腓骨头的解剖学结构有关；另一方面术中止血不彻底和引流不充分导致的间室压力过高，也有可能导致腓总神经损伤。此外，腘动脉、胫前动脉损伤也是截骨术的潜在并发症。通常认为，屈曲膝关节可以有效保护腘动脉，在截骨时紧贴胫骨后方放置 Hohmann 拉钩，以保护后方神经血管。

二、继发骨折

截骨的目的是制造一个可控的骨折，既可以达到矫正畸形的目的，又有利于骨折的稳定和愈合。

然而，如果截骨矫正关闭合页的过程中出现骨折并且向对侧皮质延伸、进入关节区域，就可能成为并发症，导致截骨近端不稳定，引起力线不稳和畸形愈合或不愈合。

三、感染

截骨术大多会发生浅表伤口感染，多可通过口服抗生素控制。深部感染虽然发生率较低，但处理较为困难，可能需要冲洗、清创并使用静脉抗生素。

四、下肢深静脉血栓

研究报道称，HTO 术后深静脉血栓发生率为 2% ～ 5%。目前，关于 HTO 术后抗凝尚缺乏规范，更需要临床医师积极采取预防和治疗措施。

五、截骨延期愈合或不愈合

截骨延期愈合或不愈合的因素包括一般状况，如吸烟、患周围血管疾病、营养状态不良、未严格服从术后康复流程（如未治疗糖尿病等合并症）。

六、畸形复发

HTO 的结果强烈依赖矫正的程度。矫正不足，导致临床效果差，内翻复发；矫正过度，导致外侧过度负荷，加重外侧间室的关节炎。

七、畸形矫正过度

畸形矫正过度容易引起对侧间室的过度负荷，从而加速对侧间室的退变，影响远期疗效。术前需详细制订计划，术中需反复确认矫正角度及力线。

第七节　膝关节周围截骨的相关问题

科学、合理的护理干预方法与截骨术的成功有着紧密联系，如前所述，感染、下肢静脉血栓等是 HTO 术后常见的并发症，采取有效的护理措施对促进术后康复和预防并发症的发生都有着良好的效果。

一、术前宣教

入院后，护士应首先对患者及其家属进行健康宣教，对患者的病情、治疗方案、手术方法及预后等内容进行详细介绍，教导患者做术前练习，如患肢的抬高运动、肌肉等长收缩练习等，强化患者的膝关节活动。

二、加强沟通

临床医务工作者需要对患者的生理和心理都做到尽可能完全的掌握，对其身体、心理的耐受情况进行评估。沟通时，多为患者讲述我院成功治愈的典型案例，提高其信心，做好生活和心理上的沟通，使患者能够积极接受治疗和护理。

三、手术前后调整饮食

合理的膳食也直接决定着术后恢复情况。禁止吸烟、喝酒、摄入辛辣油腻等刺激性食物，保证大量水分摄入。术后要摄入具有活血、化淤功效的食物。

四、术后监测

术后持续对患者进行病情监测，特别是要对其肢体肿胀情况、伤口渗血情况进行观察，判断患肢功能障碍情况，并告知患者适当运动和训练的重要意义。

五、术后康复锻炼

患者术后第 1 天即可开始进行股四头肌的收缩练习及踝泵练习，每天 20 次，每次 6 分钟；第 2 天开始对患肢做按摩干预，促进血液的良好循环和功能恢复。伤口拆线后，告知患者应自主做膝关节屈伸练习，并给予及时监督。

参考文献

[1]　SCHIRALDI M，BONZANINI G，CHIRILLO D，et al. Mechanical and kinematic alignment in total knee arthroplasty. Ann Transl Med，2016，4（7）：130-130.

[2]　COVENTRY M B. Upper tibial osteotomy for osteoarthritis. J Bone Joint Surg Am，1985，67（7）：1136-1140.

[3]　HERNIGOU P. Proximal tibial osteotomy for osteoarthritis with varusdeformity. A ten to thirteen-year follow-up study. J Bone Joint Surg Am，1987，69（3）：332-354.

[4]　FUJISAWA Y，MASUHARA K，SHIOMI S. The effect of high tibial osteotomy on osteoarthritis of the knee. An arthroscopic study of 54 kneejoints. Orthop Clin North Am，1979，10（3）：585-608.

[5]　MINIACI A. Proximal tibial osteotomy. A new fixation device. Clin Orthop，1989，246（246）：250-259.

[6]　DUGDALE T W，NOYES F R，STYER D. Preoperative planning for hightibial osteotomy. The effect of lateral tibiofemoral separation andtibiofemoral length. Clin Orthop，1992，274（274）：248-264.

[7]　HOHLOCH L，KIM S，MEHL J，et al. Customized post-operative alignment improves clinical outcome following medial open-wedge osteotomy. Knee Surg Sports Traumatol Arthrosc，2018，26（9）：2766-2773.

[8]　JACKSON J P，WAUGH W. Tibial osteotomy for osteoarthritis of the knee. Proc R Soc Med，1960，53（10）：888.

[9]　PRAKASH J，SONG E K，LIM H A，et al. High tibial osteotomy accelerates lateral compartment osteoarthritis in discoid meniscus patients. Knee Surg Sports Traumatol Arthrosc，2018，26（6）：1845-1850.

[10]　LOIA M C，VANNI S，ROSSO F，et al. High tibial osteotomy in varus knees：indications and limits. Joints，2016，4（2）：98-110.

[11]　BONASIA D E，DETTONI F，SITO G，et al. Medial opening wedge high tibial osteotomy for medial compartment overload/arthritis in the varus knee：prognostic factors. Am J Sports Med，2014，42（3）：690-698.

[12]　TRIEB K，GROHS J，HANSLIK-SCHNABEL B，et al. Age predicts outcome of high-tibial osteotomy. Knee Surg Sports Traumatol Arthrosc，2006，14（2）：149-152.

[13] GOSHIMA K，SAWAGUCHI T，SAKAGOSHI D，et al. Age does not affect the clinical and radiological outcomes after open-wedge high tibial osteotomy. Knee Surg Sports Traumatol Arthrosc，2017，25（3）：918-923.

[14] EFE T，AHMED G，HEYSE T，et al. Closing-wedge high tibial osteotomy：survival and risk factor analysis at long-term follow up. BMC Musculoskelet Disord，2011，12：46

[15] HOWELLS N R，SALMON L，WALLER A，et al. The outcome at ten years of lateral closing-wedge high tibial osteotomy：determinants of survival and functional outcome. Bone Joint J，2014，96-B（11）：1491-1497.

[16] FLECHER X，PARRATTE S，AUBANIAC J M，et al. A 12-28-year followup study of closing wedge high tibial osteotomy. Clin Orthop Relat Res，2006，452：91-96.

[17] AKIZUKI S，SHIBAKAWA A，TAKIZAWA T，et al. The long-term outcome of high tibial osteotomy：a ten- to 20-year follow-up. J Bone Joint Surg Br，2008，90（5）：592-596.

[18] SPRENGER T R，DOERZBACHER J F. Tibial osteotomy for the treatment of varusgonarthrosis. Survival and failure analysis to twenty-two years. J Bone Joint Surg Am，2003，85-A（3）：469-474.

[19] GIAGOUNIDIS E M，SELL S. High tibial osteotomy：factors influencing the duration of satisfactory function. Arch Orthop Trauma Surg，1999，119（7-8）：445-449.

[20] YOKOYAMA M，NAKAMURA Y，ONISHI T，et al. Healing period after open high tibial osteotomy and related factors：can we really say that it is long? Springerplus，2016，5：123.

[21] TAKEUCHI R，ARATAKE M，BITO H，et al. Clinical results and radiographical evaluation of opening wedge high tibial osteotomy for spontaneous osteonecrosis of the knee. Knee Surg Sports Traumatol Arthrosc，2009，17（4）：361-368.

[22] KUMAGAI K，AKAMATSU Y，KOBAYASHI H，et al. Factors affecting cartilage repair after medial opening-wedge high tibial osteotomy. Knee Surg Sports Traumatol Arthrosc，2017，25（3）：779-784.

[23] IVARSSON I，MYRNERTS R，GILLQUIST J. High tibial osteotomy for medial osteoarthritis of the knee. A 5 to 7 and 11 year follow-up. J Bone Joint Surg Br，1990，72（2）：238-244.

[24] BONNIN M，CHAMBAT P. Current status of valgus angle，tibial head closing wedge osteotomy in media gonarthrosis. Orthopade，2004，33（2）：135-142.

[25] RUDAN J F，SIMURDA M A. High tibial osteotomy. A prospective clinical and roentgenographic review. Clin Orthop Relat Res，1990（255）：251-256.

[26] BERMAN A T，BOSACCO S J，KIRSHNER S，et al. Factors influencing long-term results in high tibial osteotomy. Clin Orthop Relat Res，1991（272）：192-198.

[27] NAUDIE D，BOURNE R B，RORABECK C H，et al. The Install Award Survivorship of the high tibial valgus osteotomy. A 10- to -22-year followup study. Clin Orthop Relat Res，1999，367（367）：18-27.

[28] 汪文博，康庆林. 胫骨髁外翻截骨术. 国际骨科学杂志，2017，38（4）：221-223.

[29] GAASBEEK R D. Accuracy and initial stability of open- and closedwedge high tibial osteotomy：a cadaveric RSA study. Knee SurgSports Traumatol Arthrosc，2005，13（8）：689-694.

[30] SUERO E M. Robotic guided waterjet cutting technique for high tibial dome osteotomy. Apilot Study，2017，13（3）：1-8.

[31] 刘效仿，周观明，管明强，等. 两种胫骨高位截骨方式治疗膝内侧室骨性关节炎疗效比较. 中国矫形外科杂志，

2019，27（7）：607-612.

[32] 张英泽，李存祥，李冀东，等 . 不均匀沉降在膝关节退变及内翻过程中机制的研究 . 河北医科大学学报，2014，35
（2）：218-219.

[33] YANG Z Y，CHEN W，LI C X，et al. Medial compartment decompression by fibular osteotomy to treat medial
compartment knee osteoarthritis：a pilot study. Orthopedics，2015，38（12）：1110-1114.

[34] 陈伟，张英泽，侯志勇，等 . 应用腓骨截骨术治疗膝关节骨关节炎 . 实用骨科杂志，2015（10）：945-946.

[35] 于沂阳，鞠林林，李佳，等 . 腓骨高位截骨嵌入可吸收网状垫片治疗内侧间室骨关节炎的实验研究 . 河北医科大学
学报，2016，37（7）：857-858.

[36] 萨姆·奥斯迪克，塞巴斯蒂安·勒斯蒂格 . 保膝截骨：手术指南 . 方锐，邓迎杰，译 . 沈阳：辽宁科学技术出版社，
2023.

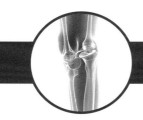

第三章

部分膝关节置换术

第一节　单间室膝关节置换术概述

一、单间室膝关节置换的早期临床经验

在膝关节置换初期，通常采用两个非连接的单髁假体同时进行双间室关节置换治疗膝关节病。1971 年，Mayo 中心报道了多半径膝关节置换以恢复正常的膝关节活动，其自 1970 年 7 月至 1971 年 11 月完成的首批 209 个多半径膝关节假体 10 年成功率为 66%。同一时期，采用 Marmor 假体的单髁膝关节置换术（unicompartmental knee arthroplasty，UKA）获得了早期的临床成功，Marmor 报道了 1 组 60 例随访 10 年以上的病例，假体生存率为 70%，优良率为 63%。1976 年，Insall 和 Walker 报道了 19 例不同设计的内侧 UKA，失败率较高。Laskin 报道了 37 例 UKA 的结果也很糟糕，出现了反复疼痛、假体位置不良以及关节炎进展等问题。1981 年，Scot 和 Santore 报道了首批 100 例患者的 UKA 早期结果，结果令人鼓舞，只有 3 例翻修。遗憾的是这些好的结果受到其他一些结果的影响，早期并没有被广泛重视起来。

在传统的固定平台单髁假体被使用 10 年后，牛津活动平台单髁假体面市了。1986 年，Goodfellow 和 O'Connor 最早报道 125 例患者 2 ～ 6 年的随访结果，这些早期病例也是应用单髁假体进行了双侧间室的关节置换，具有完整的 ACL 者，早期翻修率为 4.8%；所有假体 6 年生存率为 83%。随后，Goodfellow 和 O'Connor 通过对 301 例患者进行 9 年随访，进一步强调了完整的 ACL 对活动平台单髁关节置换的重要性。ACL 损伤或缺失，6 年生存率只有 81%。301 例患者中 205 例双侧间室分别进行了单间室置换。Murray 等报道了 143 例具有完整 ACL 的内侧 UKA 的结果，在这份 1998 年的报道中，10 年生存率为 98%。

二、现代 UKA

从历史角度看，20 世纪 80—90 年代应用固定平台单髁假体的效果相当好。Squire 等以翻修为终点，采用胫骨侧全聚乙烯 Marmor 型假体 22 年生存率为 88%。Marmor 单髁假体的股骨髁呈多半径设计，模拟人体股骨髁多半径的自然特点，胫骨侧采用平坦的全聚乙烯设计，骨水泥黏合。然而由于其胫骨部分的假体相对较窄，容易造成应力的相对集中，引起术后早期的松动发生率相对较高。Berger 等报道 51 例患者采用 Miller-Galante 假体，10 年生存率为 98%。Miller-Galante 假体是固定平台单髁的典型代表，股骨髁采用双柱设计，而胫骨采用三点设计来增加假体的抗旋转稳定性。其股骨假体也采用多半径设计，胫骨部分提供有全聚乙烯和金属托加聚乙烯垫两种选择，聚乙烯厚度均超过 6 mm。Miller-Galante 假体应用广泛，临床效果较好。在另几项研究中，Pennington 等针对年轻活跃患者（平均 54 岁）也采用 Miller-Galante 假体进行手术，11 年假体生存率达到 98%。同时期活动平台单髁假体的结果也较好。Murray 等报道牛津活动平台单髁的 10 年生存率达 98%，这是一组外科医师兼设计师选择患者完成的病例，患者都具备完整的 ACL。设计方面，牛津单髁假体的活动平台使其具有更好的接触应力分布，减少疲劳性磨损。活动衬垫假体低接触应力可能是 Yard 和 Pie 报道的 124 例牛津单髁假体 10 ～ 15 年生存率优良的原因。

另外，微创技术也使 UKA 被普遍接受。John Repicci 报道了内侧单间室实施膝关节置换的经验。切口只有 7.5 cm，患者手术当日或次日出院，恢复很快。微创手术概念对骨科医师很有吸引力，患者有需求，制造商也有市场。不过，制造商的最初目的是通过改进器械使外科医生通过有限切口完成膝关节置换。"股四头肌外入路"和"股内侧肌微切口入路"描述了这种外科手术方法。许多外科医生发现，微创切口行 TKA 困难且对临床结果有影响；而 UKA 更容易用微创入路完成，因为单髁假体较小，更容易通过小切口植入，这又激发了一些医生对微创单髁置换手术的兴趣。微创技术的普及和需求，促进了新的单髁假体和操作器械的发展。一些情况下，有些并发症源于有限的手术暴露。Hamilton 等报道，微创技术较以往传统手术增加了新的并发症和失败的原因。伤口并发症大多数是小切口过分牵拉软组织造成。骨水泥碎片残留对于传统手术通常不是常见问题，却常继发于有限的手术暴露。股骨假体松动可能源于为适应微创手术需求的假体设计和器械的改变。Hamilton 等研究认为，单一平行后髁的股骨假体栓设计使假体插入变得更容易，但却不是最优的股骨固定方式。假体和操作器械的改良导致截骨非常薄，不能显露足够的松质骨，使骨水泥不能最佳渗透，易造成早期股骨假体松动。现在提倡在骨硬化区钻多个小孔（图 3-1-1），方便骨水泥渗透，来解决早期假体松动的问题。

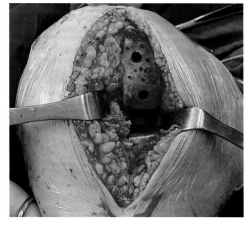

图 3-1-1　骨面钻孔增强骨水泥渗透和加强固定股骨假体

三、UKA 的现在与未来

直到 2000 年，UKA 才成为骨科界普遍接受的手术。Newman 等最近报道了 15 年的前瞻性随机研究结果数据，如果 UKA 操作正确，手术结果与 TKA 相当或比 TKA 更好。文献支持固定或活动型平台用骨水泥固定的 UKA 均有良好的临床结果。准确的假体位置与假体间对位是 UKA 成功的重要因素。对侧间室的疾病进展似乎是一种少见现象，但尝试全面矫正机械力线而进行过度填充是不被允许的。对于一个成功的 UKA，髌股和对侧胫股间室可接受的病变程度仍存在争议，需要未来更权威的临床随机对照研究提供关键数据。然而 UKA 最大的挑战，似乎是手术医生这个变量。

成像技术的进步使假体放置更准确。个体化假体设计可以基于 CT 或 MRI，以重建患者的个体化解剖。通髁线等解剖标志明显且容易确定，用于术前制作个体化定制的截骨导板或通过导航技术来完成更精确的截骨。本质上，基于成像技术进步而发展起来的个体化假体促使手术导航更精确、更个性化。机器人可利用成像技术创建一个在手术过程中控制截骨和准确放置假体的手术计划。手术导航以骨性标志为参考，编制工作程序，进而施行手术。这种技术为手术增加了一个安全因素，医生仅需要在安全区域以内进行骨面准备。

UKA 的最终目标是为创伤性或退行性单间室关节炎的年轻患者开发生物型假体。退行性病变特别是单处孤立性病变的异体移植重建被证明是成功的，但大规模满意的供体材料获得是生物重建的限制因素。真正的生物假体将是利用在培养基中培养的软骨细胞，植入关节表面，用透明软骨恢复关节炎的关节面形态。有待发展的技术能够对退变关节面进行恰当处置，黏合生物假体，并保护生物假体，直到其结构融为一体且具有生物活性。

四、UKA 的适应证和禁忌证

1. 适应证

很多文献报道表明，如果严格按照手术指征，UKA 可以获得和 TKA 一样成功的结果。UKA 占膝关节置换手术的 10%～15%。病史、体格检查及影像学检查是评估手术指征的 3 个重要因素，需要相互结合。任何 1 个因素存在疑问时，最好放弃 UKA 而考虑 TKA。如果 3 个因素中仅有 1 个相对禁忌，UKA 可获优良结果。犹豫不决的医生往往会找到放弃 UKA 的理由，尽管此患者可能有 UKA 很好的适应证。

UKA 的手术适应证大致包括：①单间室的 KOA 或骨坏死患者。尽管早期 UKA 只适用于年龄 > 60 岁且运动量少的患者，但随着假体设计的改进及手术方法的进步，UKA 逐步应用于活动量较大的年轻患者。需要注意的是，对于年轻患者的纳入标准更加严格，要求患者的对侧胫股间室和髌股关节，不论在影像学方面还是临床功能方面都大致完好；而对于年老患者，允许其他间室存在影像学 OA 表现，但不能有明显症状和体征。②患者体重应在 82 kg 以内，过高的体重容易增加手术风险，同时要求 BMI < 32 kg/m²。③术前膝关节屈曲畸形 < 15°；内、外翻畸形不超过 15°；MCL 无明显短缩，膝关节在麻醉状态下需被动屈曲 > 110°，以行股骨髁截骨等操作。④髌股关节及对侧间室无病变或病变轻微。⑤前、后交叉韧带结构基本完好。⑥膝关节软骨损伤轻微：髌股关节 2 级以下，外侧间室软骨损伤不超过 1 级。

2. 禁忌证

有人认为膝关节前内侧骨关节炎（anteromedial osteoarthritis，AMOA）进行牛津 UKA 没有真正的禁忌证。任何有"骨对骨"接触的 AMOA 及显著疼痛的患者都可接受 UKA，而患者年龄、活动度、肥胖度、软骨钙质沉着病、髌股关节 OA 和（或）术前疼痛可较放心地忽略，这与 1989 年 Kozinn 和 Scott 的建议是矛盾的。他们认为，年龄＜ 60 岁、体重＞ 82 kg、髌股关节间室有软骨下骨裸露、活动较多或从事重体力活动的患者不适合进行UKA，他们同时建议将软骨钙质沉着病作为一个相对禁忌证。

（1）髌股关节骨裸露：美国医生 Berend 在 1000 例连续进行的 UKA 中，发现接近 1/4 的患者在髌骨或股骨滑车或两者均有髌股关节骨裸露。将这些患者与在髌股关节中没有骨裸露的患者比较发现，两组患者在假体生存率及临床评分上没有显著差别。有的患者术前存在膝前痛和（或）髌股关节退变的放射学证据，这些患者的临床疗效和是否存在术前膝前痛无关。术前放射学（在髌股关节切线位上看）显示有退变的患者临床疗效与无退变的患者相比并没有显著差别，这在有内侧髌股间室退变的患者中更加明显。然而，在外侧髌股关节退变的患者中，牛津大学膝关节评分（Oxford knee score，OKS）分别为 38 分（外侧髌股关节炎）和 41 分（正常外侧软骨面）。因此 Berend 建议，如果髌股关节外侧面部分伴有骨缺损、沟槽或半脱位，则须进行 TKA。

（2）年龄：一些外科医生认为，患者年轻（＜ 60 岁）或年龄过大（＞ 80 岁）是 UKA 的禁忌证。在年轻患者中容易出现磨损和假体松动，而在老年患者中不存在因过度活动引起磨损及假体松动进而需要翻修的风险。牛津 UKA 设计的特点可将磨损最小化，并且磨损和衬垫厚度无关。这意味着可以使用最薄（3 mm）的衬垫而不会增加灾难性磨损或衬垫断裂的风险。手术可以保留骨质，这在年轻患者中是一个重要优势。美国国家关节登记中心的各种研究结果表明，与 TKA 相比，UKA 的并发症少，特别是死亡率较低、感染率较低，能减少输血，住院期缩短、活动范围改善、恢复更快，使得 UKA 成为老年患者理想的置换方式。在他们统计的 1000 例 UKA 病例中，25% 的患者手术时年龄＜ 60 岁，最后随访结果显示，年龄＜ 60 岁组和＞ 60 岁组的临床和功能疗效并没有明显统计学差异。2005 年，Price 比较了＜ 60 岁与＞ 60 岁的两组牛津 UKA 患者，年轻组假体生存率是 91%，年龄较大组假体生存率是 96%。这些结果和年龄＜ 60 岁的 TKA 结果具有可比性，另外，较年轻患者术后 10 年 HSS 评分是 94 分，而年龄较大患者的评分为 86 分。

（3）肥胖：固定型平台 UKA（部分是全聚乙烯胫骨平台）在肥胖患者中应用效果不佳，主要归于灾难性失败和（或）胫骨平台假体松动所伴随的风险。牛津 UKA 高度适配，磨损小，因此磨损不是问题。金属平台可降低胫骨平台松动的危险。在牛津病例系列中，将近 50% 的患者体重＞ 82 kg，因此根据 Kozinn 和 Scot 标准，这些患者应被认为是"欠理想"。这个队列的患者和体重＜ 82 kg 的患者相比，两组的临床效果、功能以及失败率并没有显著差别。最近，有人发表了牛津 UKA 的随访结果，发现 BMI ＞ 32 kg/m^2 并不增加失败的风险。

（4）活动水平：什么样的活动水平适合关节置换一直存在争议。这显然取决于患者活动的类型、频率，同时取决于植入假体的类型。美国国家关节登记中心的统计数字表明，将近 10% 的患者活动水平达到 Tegner 5 级或更高，Tegner 5 级活动水平意味他们通常进行重体力劳动（建筑或伐木），或竞技活动（骑车或滑雪），或娱乐性活动（一周至少在非平地进行远足 2 次）。在这个队列的患者中，OKS 和美国膝关节协会评分（American knee society score，AKSS）功能评分较高，失败率较低。仅有 1 个病例失败，他是 ACL 断裂的患者，需要进行韧带重建。对于牛津 UKA，所有这些都是非必要的禁忌，但如果严格按照 Kozinn 和 Scot 所建议的指征，那么这些患者中有 70% 都不是 UKA 的合适人选。然而，相对于那些理想的患者，他们的功能结果或失败率并无显著差别。在这些有或没有可接受的禁忌证的患者中，12 年假体生存率为 96%（并无统计学差异）。

（5）HTO 病史：Rees 指出，曾进行过 HTO 的患者再进行 UKA，术后 10 年累积生存率是 66%，明显低于 AMOA 的患者（96%）。持续疼痛和（或）早期 OA 进展至外侧间室是失败的最常见原因。术后疼痛、外侧间室磨损以及随后失败的原因是，对于原发 AMOA 进行内侧 UKA 治疗可矫正内翻，恢复下肢力线，但是，如果内翻畸形已通过 HTO 得到部分或全部关节外纠正，那么 UKA 对力线的任何进一步的纠正都可能导致过度矫正。因此有学者建议，将曾行 HTO 作为牛津 UKA 的禁忌证。如果 HTO 术后膝关节疼痛复发，行 TKA 更为有效。

（6）ACL 缺陷：对于有症状的孤立性内侧间室 OA 并存 ACL 损害的年轻活跃患者，治疗方案的选择非常有限。假体预期寿命的有限性和患者高活动水平阻碍选择 TKA。由于韧带不稳定，胫骨截骨术和 UKA 效果都不确切。由负荷偏移引起的磨损或胫骨假体松动可导致 UKA 失败。在原发创伤性 ACL 断裂并继发内侧间室 OA 的病例中，软骨缺损和骨磨损多在胫骨中央或后部（后内侧 OA），这可能是打软腿的重复结果（ACL 限制胫骨前移的功能缺失引起），内侧间室股骨向后半脱位，将承重负荷置于胫骨后方半月板和后方软骨，造成半月板撕裂和 OA 形成。在大部分病例中，其他膝关节结构保持完整，例如 PCL 并没有短缩，是因为伸膝时股骨远端完整的软骨和胫骨前方完整的软骨相接触，所以内翻畸形得到纠正，而 MCL 保持正常长度。在这些年轻患者身上，可以在 ACL 重建后再进行 UKA。根据存在的症状，联合手术可一期完成或分期完成。对于疼痛是主要问题的患者，倾向于一期完成 ACL 重建和 UKA；对于关节不稳定是主要症状的患者，倾向于分期手术，先进行 ACL 重建，如果几个月后疼痛成为主要问题，则进行 UKA。

总之，UKA 的适应证和禁忌证因假体设计而有不同。对于牛津 UKA，只要患者为 AMOA，存在明显疼痛和"骨对骨"的证据，即可进行 UKA。尤其是可以忽略患者的年龄、活动水平、是否合并软骨钙质沉着症、术前疼痛部位及肥胖等因素。

五、单间室置换术的分类

（1）按照平台设计，UKA 可分为限制型（固定型）和非限制型（活动型）2 种（图 3-1-2，图 3-1-3）。

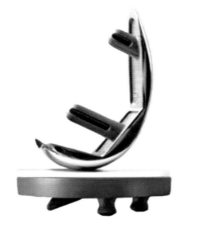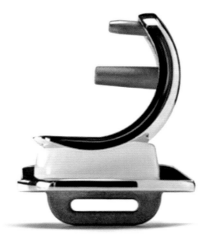

图 3-1-2　固定平台　　　　图 3-1-3　活动平台

（2）根据固定方式，可分为水泥型和生物型。

（3）根据股骨准备方式，可分为表面置换和嵌入置换（图 3-1-4，图 3-1-5）。

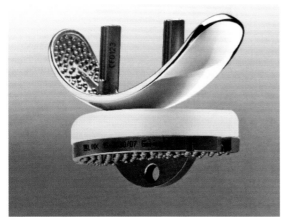

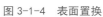

图 3-1-4　表面置换

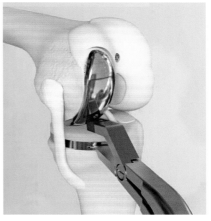

图 3-1-5　嵌入置换

（4）根据侧别设计，可分为内侧单髁和外侧单髁（图 3-1-6，图 3-1-7）。

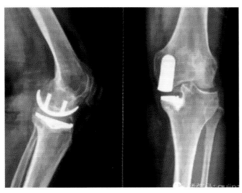

图 3-1-6　内侧单髁

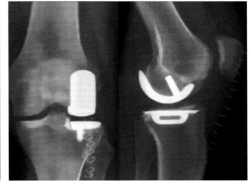

图 3-1-7　外侧单髁

（5）根据胫骨平台类型，可分为金属背衬和全聚乙烯（图 3-1-8，图 3-1-9）。

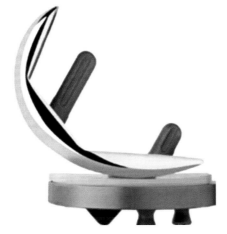

图 3-1-8　金属背衬

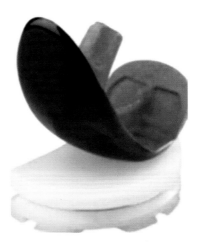

图 3-1-9　全聚乙烯

六、单间室置换的术前评估

相比 TKA，UKA 具有保存对侧间室骨量、保留韧带等优点。因此，手术技术要求准确且可重复。过去 10 年，UKA 最大进步在于小切口的应用，它使假体植入不需要切开股四头肌肌腱或股内侧肌，也不需要翻转髌骨。但外科医生应注意，切口大小以不影响 UKA 假体的准确放置为标准。

UKA 良好效果的获得与恰当的患者选择、精确的手术技术密切相关。UKA 适应证是疼痛局限于内侧单间室的 OA 或骨坏死，且影像学检查提示稳定的膝关节有明显关节间隙消失。在 UKA 适应证方面，年龄、体重至今仍存在争议，因为 UKA 常被作为截骨术或 TKA 的替代治疗而使用。肥胖本身并不是禁忌证。临床应用 "SAW" 来表示 UKA 的适应证（Stability：稳定性；Alignment：力线；Wear：磨损）。UKA 的适应证是膝关节稳定（内外侧副韧带、前后交叉韧带完整）、力线佳（应力下内翻畸形可恢复）及软骨磨损仅局限于 1 个间室。术前须全面检查上述条目，并对膝前后位、冠状位进行体格检查以确保膝关节的稳定性良好，膝关节活动度＞ 100°，髌股关节无临床症状，软骨磨损仅局限于内侧间室。

除了必要的体格检查，系统的影像学检查也很重要，包括膝关节正侧位 X 线片、下肢全长 X 线片、应力位 X 线片及髌骨切线位 X 线片。髌骨切线位 X 线片在屈膝 30°、60°、90° 时应无髌股关节间隙变窄，未置换间室没有全层关节软骨缺失，应力下可矫正畸形，使力线恢复正常。在下肢全长 X 线片上测量股骨机械轴和解剖轴之间夹角以及下肢机械力线。内、外翻畸形＞ 15° 是手术禁忌证，因为此种情况下只有通过软组织松解才能获得矫正，而 UKA 不能进行软组织松解。当临床检查怀疑 ACL 有问题时，需要进一步做 MRI 检查，以确保 ACL 完整。严格把握适应证和选择恰当患者是最关键的一步，是 UKA 成功的保障。

第二节　内侧单间室置换术

一、内侧单间室置换：固定型衬垫

1. 麻醉及体位

UKA 麻醉可选择全身麻醉或椎管内麻醉，股骨近端上止血带。临床手术时多用常规手术床，应用 2 个挡板，其中一个放在脚下，另一个顶在大腿止血带水平，以固定体位（图 3-2-1）。将脚放在挡板之上时，膝关节可屈曲 90°；将脚放在挡板之下时，膝关节能屈曲 110°。

2. 入路

即使使用小切口，视野也应暴露充分，以保证假体植入位置准确。膝关节屈伸时要能清楚看到股骨侧或胫骨侧。

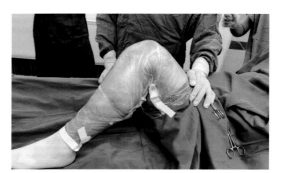

图 3-2-1　患者体位

因此，切口长度应在 8 ～ 10 cm，可因患者皮肤弹性和体型而有差异。切口近端要达髌骨上缘，远端要到胫骨结节内侧缘，也就是到关节线下约 2 cm 处。外侧 UKA 切口远端到胫骨结节外侧缘（图 3-2-2）。切口近端对手术操作很重要，2/3 切口应位于关节线以上。内侧 UKA 常采用内侧髌旁入路，可向近端股四头肌肌腱延伸 1 ～ 2 cm。打开关节腔，切除部分髌下脂肪垫，以方便显露股骨髁、ACL 和对侧间室胫骨平台。需要注意的是，TKA 的韧带平衡原则不适于 UKA，UKA 不允许对侧副韧带进行松解。为了保护侧副韧带，进行安全截骨，可在内侧或外侧放置薄的弧形 Hohmann 拉钩进行保护。截骨之前，将膝屈曲至 60°，用一弯钩评估 ACL，观察对侧胫股关节间室和髌股关节间室（图 3-2-3）。

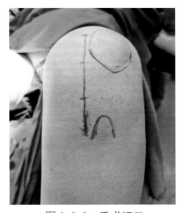 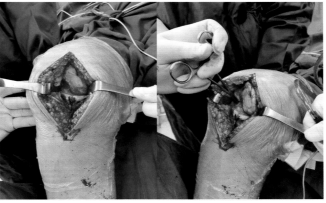

图 3-2-2　手术切口　　　　　图 3-2-3　截骨前评估 ACL

3. 清理骨赘

去除股骨髁内侧骨赘，恢复 MCL 和关节囊的相对长度，被动矫正畸形。小心去除髁间窝的骨赘，防止后期与 ACL 撞击（图 3-2-4）。这一步对保护 ACL 非常重要，也就是为避免髁间骨赘撞击导致 ACL "斩首样"（guillotine-like）损伤，即所谓的 Marie-Antoinette 效应。

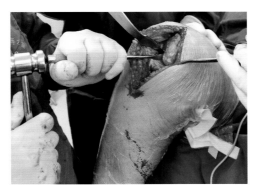

图 3-2-4　去除髁间窝的骨赘

4. 胫骨截骨

胫骨截骨使用髓外定位，截骨向导远端固定于踝部，其轴线指向踝关节中心稍内侧。近端放于胫骨前方指向胫骨髁间嵴。应用现代手术器械可将截骨向导仅置于被切除的胫骨上方（内侧或外侧）。胫骨截骨向导杆平行于前方胫骨嵴，调节胫骨截骨向导杆远端来调整后倾，通常后倾 5° ～ 7°（图 3-2-5）。

需要注意的是，UKA 仅仅是表面置换，它用假体去填充软骨磨损的空隙，需保留韧带张力。4 mm 探针放于胫骨磨损最深处判断截骨量，并应特别注意准确确定截骨水平。这一步，MCL 最深的部分是一个良好的解剖标志。当翼状探针放入胫骨截骨向导，探针尖端应在此水平（图 3-2-6）。截骨不足，会导致过度矫形；截骨平面太低，会导致胫骨平台骨折。

完成胫骨截骨后，可通过矢状位向导标记或徒手进行矢状位截骨。当徒手截骨时，应贴近胫骨髁间嵴，从前向后，屈伸膝关节核对股骨髁边缘在胫骨平台的对线。这一步，再次强调需注意用板钩或 Pickle 拉钩保护 ACL。注意矢状位截骨时，后手不能太高，以免损伤胫骨平台后方骨皮质，从而引起胫骨平台后方骨折（图 3-2-7）。

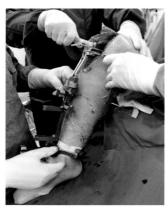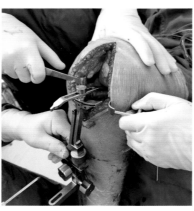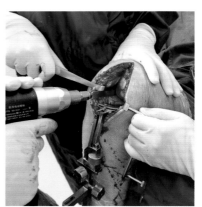

图 3-2-5　胫骨截骨髓外定位　　　　图 3-2-6　判断截骨量和截骨水平　　　　图 3-2-7　矢状位截骨

5. 股骨截骨

胫骨平台截骨完成后，测量屈伸间隙，使下肢旋转中立，髋关节外展 0°，膝关节伸直 0°，以及踝关节背伸 90°。屈伸间隙平衡后，组装股骨远端截骨模块及髓外定位杆于膝关节伸直位，通过髓外定位杆调整好股骨远端截骨模块的位置，使髓外定位杆，近端位于前上嵴，远端位于第 1、第 2 跖骨之间，固定截骨模块，进行股骨远端截骨，再次测量屈伸间隙，确保屈伸间隙平衡（图 3-2-8）。选择恰当的截骨模块对股骨后髁及斜面进行截骨。股骨远端截骨面放置股骨向导，应用截骨模块确定股骨假体大小型号，最好同时满足股骨假体中心位于股骨髁解剖中心和假体长轴垂直于胫骨平台截骨面 2 个条件。安装并固定股骨后髁及后斜面截骨模块，并截骨（图 3-2-9）。完成后髁截骨，取下截骨模块，下一步有必要用弧形骨刀去除后方骨赘，以增加屈曲，避免高屈曲时骨赘与聚乙烯垫产生撞击。

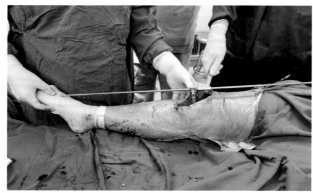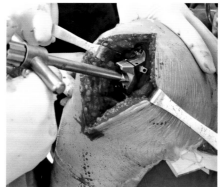

图 3-2-8　屈伸间隙平衡　　　　　　　　图 3-2-9　截骨模块的安放

6. 安装假体试模

胫骨托大小的选择，一方面要尽可能最大化覆盖胫骨截骨面；一方面又不能过度悬出，以免引起疼痛（图 3-2-10）。前后方向上有时与内外方向上测量的大小不一样，尤其是女性患者，这时有必要从多个型号中选择一个最佳适合者。重要的是，尽可能对胫骨保守截骨，减少胫骨截骨深度，保留胫骨皮质，以提供强力支撑、增加近端接触面积。然后，深屈膝和外旋膝关节。

对胫骨的最后一步准备是，使用器械在软骨下骨压出一个龙骨槽。小切口时，要小心放置胫骨平台后缘，在前后方向上准确放置胫骨平台非常重要，可用小骨刀预切龙骨安放的位置。放入关节试模元件，插入聚乙烯衬垫，测量屈伸间隙（图 3-2-11）。引起撞击的常见原因有残留骨嵴，胫骨或股骨假体位置不良，或胫骨截骨倾斜。当检查完上述情况，在完全伸直时留有保护性的 2 mm 松弛间隙非常重要，以防止过度矫形，而导致未置换间室的退变。据报道，当使用平坦聚乙烯垫时，残留内翻畸形也应避免，以降低聚乙烯磨损。内侧 UKA 理想的矫正度数是，在术后负重全长 X 线片上，胫股轴线通过胫骨平台外侧 1/3 及胫骨髁间嵴之间，这是 Kennedy 在其分类中所强调的。

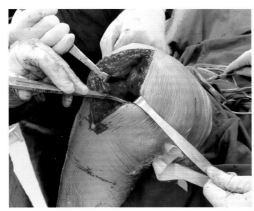

图 3-2-10　手术切口及胫骨显露

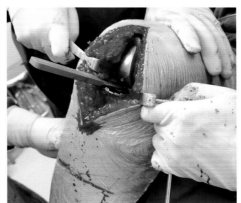

图 3-2-11　放入关节试模元件，插入聚乙烯衬垫，测量屈伸间隙

7. 安装骨水泥型假体

为了更好地固定，可采用骨水泥固定假体，因为长期随访结果显示，应用现代骨水泥固定的金属托部件的 UKA，松动并不是常见的失败原因。当使用骨水泥固定时，要避免后方残留骨水泥。小切口时，用 1 个 90° 弧度的探针去除后方骨水泥非常有效。一旦股骨假体固定，将膝近乎伸直，可以帮助去除后方残留骨水泥，然后再将聚乙烯垫放入。当骨水泥固化时，要将膝保持于屈曲 20° 位，而不是完全伸直位，以避免在这一步使胫骨平台的后方撬起（图 3-2-12）。在关闭切口前，要检查髌骨轨迹，手术时不翻转髌骨，对维持髌骨轨迹有利。放开止血带前，要充分止血。在临床实践中，通常放置关节内引流装置 36 个小时。

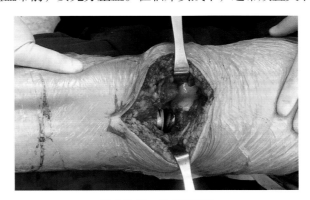

图 3-2-12　骨水泥固化

8. 术后康复及随访

去除股神经阻滞泵后（术后 12 小时），推荐早期负重，挂拐保护 1 ～ 2 周。推荐术后当天即开始关节活动度锻炼。术后应用机械泵和低分子量肝素预防深静脉血栓 3 周。2 个月后，对患者进行临床和影像学评估。通常在术后 2 ～ 6 个月患者即可获得完全无痛的关节活动度。在此期间，通常鼓励患者恢复体育活动。1 年后，患者可参加高强度体育活动。术后前 5 年，患者每年复查 1 次；5 年后，每 2 年复查 1 次。由于聚乙烯磨损仍然是固定型衬垫 UKA 的主要失败原因，因此随访显得格外重要。事实上，当早期发现聚乙烯磨损时，若金属托未被磨损，单纯更换聚乙烯即可很好地解决问题，因此需要规律随访，及早发现问题。

9. 重要提示

①把握手术适应证：SAW（Stability：稳定性；Alignment：力线；Wear：磨损）。②不要一味追求小切口，切除髁间窝骨赘，防止 Marie-Antoinette 效应，保护 ACL。③把握胫骨截骨水平，不太高，也不太低。④充分暴露股骨，股骨假体前缘应在滑车软骨下 2 mm。⑤ 4 点核对试模：第一，屈伸时，股骨假体中线对胫骨平台中线；第二，予以外翻应力，应有 2 mm 间隙；第三，检查是否存在影响伸直的过渡区；第四，股骨假体与髌骨应无撞击。⑥骨水泥技术：在插入聚乙烯衬垫前，应用 90° 弧度的探针去除胫骨后方骨水泥。在骨水泥固化时，保持膝关节屈曲 30° 位。

二、内侧单间室置换：活动型平台

1. 手术体位

双侧 UKA 可以选择蛙式位，单侧 UKA，另一条腿可伸直（图 3-2-13）。患膝活动度至少保证屈曲 120°，以便处理股骨后髁。

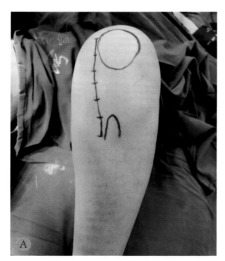
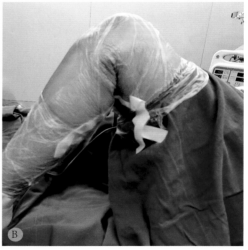

图 3-2-13 UKA 体位摆放

2. 手术切口

起自髌骨上缘至胫骨结节关节线 2 cm，切口不宜太小，以便于 UKA 假体的精确放置（图 3-2-14）。

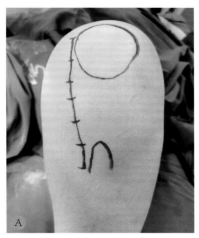
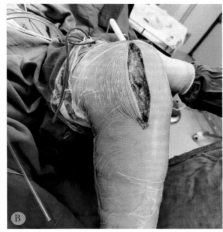

图 3-2-14　UKA 手术切口

3. 手术暴露与骨赘去除

打开膝关节腔，检查交叉韧带的完整性和内外髁软骨及髌股关节的退变程度。对于交叉韧带功能不全的患者需要考虑转为 TKA。随后去除股骨内侧髁内缘、髁间窝两侧缘、MCL 下方和股骨内侧髁后外缘的骨赘（图 3-2-15）。该过程有利于初步部分纠正内翻屈曲畸形，操作过程中注意避免松解 MCL，以防止影响膝关节稳定性。

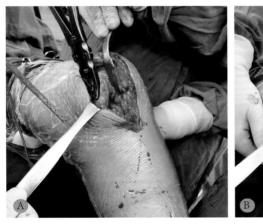
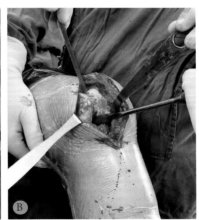

图 3-2-15　膝关节暴露与骨赘去除

4. 胫骨侧截骨

平行于胫骨长轴、以 7° 后倾安装胫骨截骨导向器（图 3-2-16），调整胫骨截骨导向器位置，保证正确的胫骨平台后倾和内外翻。有些学者认为，胫骨后倾需要根据术前患者胫骨平台后倾适当调整，而不是固定 7° 后倾。垂直截骨方向与髓外定位杆一致，标记后自胫骨内侧髁间棘顶点内侧开始进行截骨操作，锯片方向指向股骨头，同时紧贴股骨内侧髁外侧缘以及胫骨 ACL 内侧缘进行操作（图 3-2-17）。往复锯远端勿向下倾斜，避免损伤后侧骨皮质，造成骨折；同时避免向内侧倾斜，以防造成滑动垫片脱位。在 S 拉钩保护 MCL 的情况下进行胫骨水平截骨，并于伸直位取出截除骨块（图 3-2-18）。测试屈曲间隙至少可以插入 6 mm 间隙测块，并据此选择合适尺寸的胫骨假体。

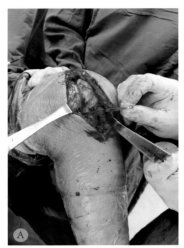
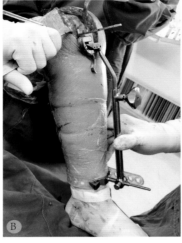
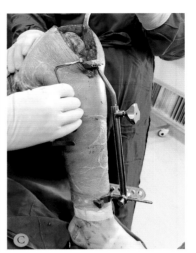

图 3-2-16　胫骨截骨导向器的安装

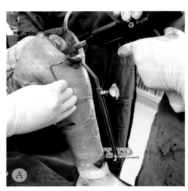
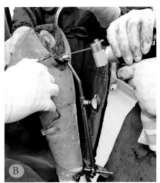

图 3-2-17　胫骨侧截骨

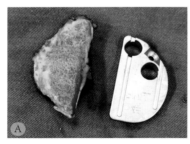
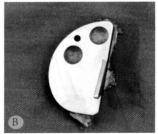

图 3-2-18　取出截骨骨块以匹配胫骨假体大小

5. 股骨侧截骨

于髁间窝前内侧角前方约 1 cm 处行股骨髓内定位操作，股骨开髓后，安装股骨髓内定位杆（图 3-2-19）。通过"音叉装置"连接髓内杆及股骨钻孔导向器，股骨钻孔导向器必须位于股骨内侧髁中央，分别用 4 mm 及 6 mm 钻头穿过导向器上方及下方两孔，进行股骨髁钻孔（图 3-2-20）。S 拉钩保护下行股骨后髁截骨，注意锯尾端下沉，避免后髁截骨偏移（图 3-2-21）。截骨后切除半月板，注意避免伤及 MCL。从 0 号研磨栓开始，多次研磨股骨前髁远端以适应韧带张力，实现屈曲、伸直间隙的平衡（图 3-2-22）。研磨栓号码大致等于屈曲间隙与伸直间隙之差。注意对于牛津单髁来说，伸直间隙的研磨需要逐渐进行，避免伸直间隙＞屈曲间隙，否则将引起灾难性后果。由于膝关节完全伸直时后方关节囊过度紧张，导致伸直间隙测量值＜实际值，因此测量伸直间隙时保持膝关节20°微屈。根据第三代牛津单髁假体高屈曲的设计及股骨髁单一半径的特点，屈曲间隙测量应在105°，而不是90°（图3-2-23）。

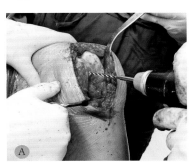
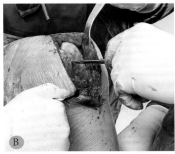

图 3-2-19　股骨髓内定位杆

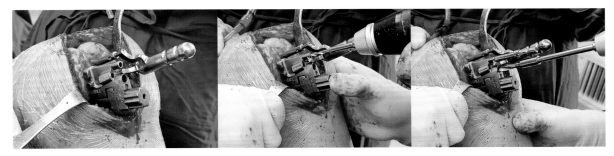

图 3-2-20　安装股骨髓内定位截骨导向器

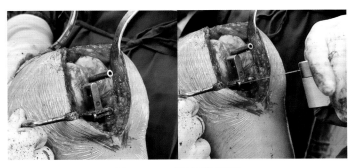

图 3-2-21　股骨后髁截骨

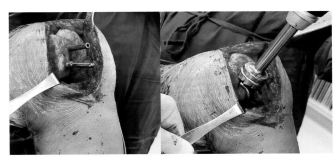
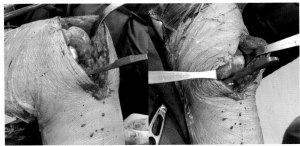

图 3-2-22　研磨股骨前髁　　　　图 3-2-23　测量屈曲、伸直间隙

6. 假体安装

行胫骨平台开槽，并制作胫骨龙骨，注意确保胫骨模板完全覆盖后方皮质（图 3-2-24）。由后向前安装胫骨假体，防止后侧骨水泥残留。沿前上方 45° 安装股骨侧假体，防止股骨假体前倾并消除后侧间隙。维持膝关节屈曲 45° 位，直至骨水泥固化（图 3-2-25）。

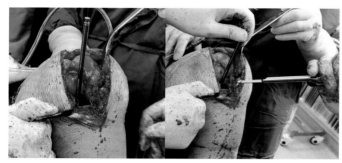
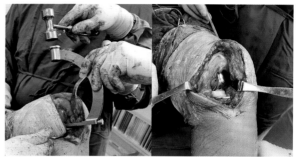

图 3-2-24　胫骨平台开槽与胫骨龙骨制作　　　　　　　图 3-2-25　假体安装

7. 测试运动轨迹及关闭切口

分别测试屈伸位置假体运动轨迹，随后修整骨块堵塞开髓孔及固定钉孔，以减少术后出血。逐层关闭切口。

第三节　非骨水泥型单髁假体置换术

一、非骨水泥型单髁假体的现状

非骨水泥型单髁假体是随着假体设计和固定界面的进展而出现的一大进步。虽然非骨水泥型单髁假体已出现近 20 年，但该手术仍未广泛开展。大部分仍采用骨水泥型单髁假体，且效果良好。然而，对于年轻、活动要求高的患者，采用骨水泥固定是否合适，仍然是一个有争议的话题。UKA 应用骨水泥固定存在一定难度，且骨水泥固定失误（如常见的骨水泥游离体）可导致手术失败。另外，非骨水泥 UKA 发展慢且未被广泛接纳，部分是因为早期设计的单髁假体效果不佳。应用非骨水泥固定的生物型假体可能是提高 UKA 长期效果的一种切实可行的目标。

非骨水泥 UKA 与 TKA 相似，使用的是多孔涂层（用或不用羟基磷灰石），另外一些设计的假体是用松质骨螺钉加强。尽管在形状、大小、方向方面有很大差异，但所有假体的胫骨设计都应用了龙骨（图 3-3-1，图 3-3-2）。胫骨假体通常与骨水泥型假体相似，不同的是有些假体多了 1 个栓子（或 2 个栓子）以增强理论稳定性。

第一个倡导非骨水泥 UKA 的是 Jean-Alain Epinette，他设计并发展了羟基磷灰石涂层的胫骨假体。与大多假体不同，该款假体是用一龙骨将其固定在胫骨髁间嵴下，这样就可保留胫骨骨量。此外，还可用松质骨螺钉固定，以增强初始稳定性。1990 年，Kaiser 和 Whiteside 进一步强调了初始稳定性的重要性，研究表明，在胫骨假体应用松质骨螺钉固定可提供初始稳定性，而后方角钉却达不到此效果。

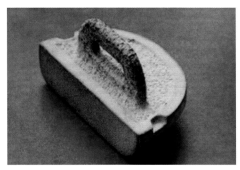

图 3-3-1 牛津非骨水泥型胫骨假体，多孔钛与羟基磷灰石涂层

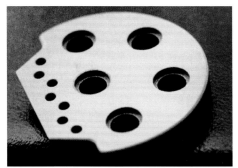

图 3-3-2 非骨水泥型 - 羟基磷灰石涂层的胫骨假体，水平龙骨和螺钉孔用于额外固定

　　与骨水泥 UKA 相比，非骨水泥 UKA 具有以下潜在优势。在髋关节置换中，非骨水泥固定已非常普遍，尽管 TKA 应用非骨水泥型假体尚未流行，尤其是考虑到胫骨假体部件。这可能是因为在平坦的胫骨平台上放置胫骨假体，想要达到良好初始稳定存在一定困难。尽管骨水泥在大部分病例中可提供良好的固定，但骨水泥也会导致一些不良后果，因此才会出现使用非骨水泥进行固定。骨水泥的缺点包括以下几个方面：骨水泥对骨面可能造成热损伤、增加手术时间、骨水泥技术失误引起骨水泥游离体或骨水泥松动、骨水泥位置不佳或撞击等。非骨水泥不存在上述问题，且可以保存骨量，提供理论上的长期生物学固定。然而对于 TKA，非骨水泥固定由于骨长入失败风险高，效果不佳，仍未得到广泛应用。

　　尽管人们认识到长期存在的、窄的、非进展性透亮线并不增加假体失败率，但其确切原因及影响仍不清楚（图 3-3-3）。然而，有一种观点认为，透亮线说明固定不是非常理想。不同假体下方透亮线发生率不同，这可能与假体周围的机械环境有关。Forsythe 等报道非骨水泥型 Whiteside Ortholoc Ⅱ UKA 假体透亮线发生率超过 80%。Pandit 等报道非骨水泥型牛津胫骨假体仅有 7% 存在部分透亮线，没有 1 例发生全透亮线。他们还比较了牛津非骨水泥 UKA 与骨水泥 UKA，发现前者透亮线发生率较低。稳定的透亮线（＜ 1 mm）称为生理性透亮线，其作用尚未被人们认识，但有证据显示，生理性透亮线既不会引起假体松动，也不会降低临床效果评分。然而，非骨水泥固定 UKA 的透亮线发生率大幅降低，是一个令人鼓舞的结果，这可能提示固定良好（图 3-3-4）。由于是完全活动型平台，牛津 UKA 特别适合非骨水泥固定。活动衬垫可显著降低经胫骨托传递的剪切应力，这样胫骨大部分承受的是压应力，这也是非骨水泥固定的理想环境。立体影像分析研究显示，非骨水泥 TKA 可存在协调蠕变，而骨水泥固定 TKA 不存在。骨水泥固定假体通常显示早期持续蠕变，但其最大值不高，2 年后达到稳定。然而，非骨水泥型假体通常在几个月即达最大值，然后达到稳定。Osten 和 Carlsson 研究显示，在多孔涂层的加压吻合髁胫骨假体上增加一层羟基磷灰石，可降低术后 1～2 年的蠕变。与之相似的是，Regner 研究显示，在 Freeman-Samuelsot TKA 胫骨假体上涂层羟基磷灰石，可降低全膝关节最大化运动。

　　关于非骨水泥 UKA 临床结果的报道不多，通常是短期随访的病例系列。唯一一项对牛津骨水泥和非骨水泥 UKA 随访 2 年的随机对照研究结果显示，使用非骨水泥固定 UKA，可降低透亮线的发生率。报道还称，基于 UKA 固定技术知识的了解有很多教训，也取得了很大进步。Keblish 和 Briard 在 2004 年报道，低接触应力活动衬垫 UKA 理论有更理想的临床效果，但关于非骨水泥固定仍存在争议，其所有的失败都来自非骨水泥固定组。多孔涂层解剖型 UKA 不论是应用骨水泥固定还是非骨水泥固定，均具有很好的初始成功率。然而，Bernasek 报道在术后早期由于固定技术问题，非骨水泥型假体在假体 – 骨界面形成了纤维组织，从而增加了失败发生率。Lindstrand 和 Stenstrom 报道了同一款假体，初始具有很高的优良率，但 4 ～ 8 年后结果变差。虽然文中描述中期失败率与聚乙烯磨损有很大相关性，但也反映出非骨水泥固定 UKA 存在一定难度。Epinette 和 Manley 报道非骨水泥 UKA 随访的中长期结果（随访时间最短为 5 年，最长为 13 年），可能是目前最好的报道结果。在 125 例羟基磷灰石涂层 UKA 中，没有因为固定而失败的病例发生，术后末次随访的 X 线片显示固定良好，无透亮线出现。研究显示，非骨水泥 UKA 仍需长期随访研究，尤其是特定人群，如年轻、活动量大的患者。

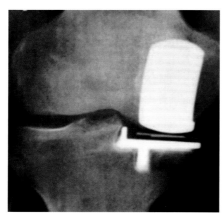 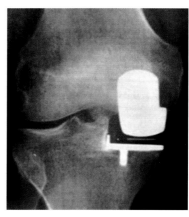

图 3-3-3 牛津骨水泥型胫骨假体下方生理性透亮线　　图 3-3-4 安放良好的牛津非骨水泥型胫骨假体 5 年后没有出现透亮线

二、适应证和禁忌证

UKA 适应证尚存在争议。医生不同，观点不同。对于牛津 UKA，笔者认为，在股骨内侧髁和胫骨内侧平台应有全厚软骨丢失（"骨对骨"关节炎），关节内畸形可矫正，ACL 完整。除非外侧有严重损害，髌骨关节面软骨磨损可不考虑。外翻应力像显示股骨外侧髁全厚软骨存在，中央没有全厚软骨丢失。股骨外侧髁内侧部分全厚软骨丢失不是手术禁忌证。年龄、性别、活动量、BMI 也不被认为是手术禁忌证。无论是骨水泥 UKA 还是非骨水泥 UKA，都常规采用此适应证。Bontemps 也认为这些适应证对骨水泥 UKA 和非骨水泥 UKA 都适用，但考虑到节省费用，对年龄大的患者，骨水泥 UKA 更合适。对骨坏死或骨丢失患者，非骨水泥 UKA 的适应证描述较为困难。这个观点的理论依据是，若骨面能支撑住假体，并不需要全部骨长入来获得假体稳定，因此任何一种固定方式都可以。

三、手术技术

1. 体位

与所有关节置换一样，围手术期准备工作很重要。非骨水泥 UKA 的准备与其他内侧 UKA 准备一样，推荐使用下肢固定架，将大腿中段放于其上，小腿悬垂，在术中膝关节可自由屈伸，避免膝关节最大屈曲时对腘窝组织造成压迫（图 3-3-5）。

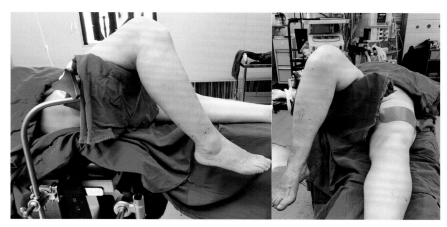

图 3-3-5 牛津非骨水泥 UKA 的正确姿势

2. 入路及器械

起初牛津 UKA 是通过 TKA 的膝前正中切口进行。第三代牛津假体问世后，可采用内侧小切口入路。临床研究显示，小切口 UKA 具有恢复快的优势，且与膝前正中切口术后效果相同。因此，牛津非骨水泥 UKA 也采用内侧小切口，起自髌骨内缘上方，至胫骨结节，与标准的骨水泥型假体入路一致。虽然小切口存在优势，但手术暴露更重要。切口要有一定长度，以保证观察到其他间室、拉开髌骨和切除骨赘。胫骨平台前内侧角要显露清楚，正确安放胫骨截骨架，去除骨赘。不要松解韧带，特别要保护 MCL。可用特别设计的拉钩来保护 MCL，髌骨不需要翻转，但需要向外侧拉开，股骨髓内定位杆可辅助判断股骨假体力线，同时还可辅助当作拉钩将髌骨向外侧拉开。一旦术中决定进行 UKA，股骨内侧髁周围、髁间窝、内侧胫骨平台前方骨赘均应去除。通常 ACL 止点前方也存在骨赘。

牛津非骨水泥 UKA 除使用常规 UKA 托盘外，还有专门的非骨水泥托盘，后者包括非骨水泥手术器械和假体试模等。非骨水泥托盘装有非骨水泥股骨试模、窄龙骨槽的胫骨托试模、窄沟凿和一个非骨水泥胫骨假体向导。手术挖槽时须用窄龙骨槽锯片。龙骨槽的宽度对手术很关键，因此在开槽时要特别小心。使用窄沟凿去除清理龙骨槽内骨质，可防止不必要的扩大龙骨槽宽度。安装假体不需要特别器械，但胫骨假体需要特殊向导（图 3-3-6）。胫骨向导可以帮助将胫骨托准确装入槽上，且在松开后能充分贴在胫骨平台上。这些器械可帮助胫骨假体牢固紧贴后方皮质，而不出现前方悬空。

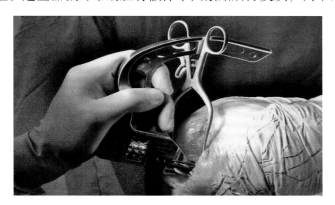

图 3-3-6 牛津非骨水泥胫骨托连接到专门设计的向导，清除下方软组织，准确定位假体，部分打入，然后去除向导，打实假体

3. 截骨及安装假体

股骨、胫骨假体与骨面之间的良好初始固定主要依靠压迫机制，因此对截骨面的细心、精确准备很重要。不同的假体设计，手术技术要求不同。下面是对牛津假体手术技术的简要概括。胫骨截骨采用髓外定位。胫骨截骨应在胫骨磨损面下方，但磨损过深时例外。胫骨垂直截骨采用往复锯，其定位点是胫骨髁间嵴顶点内侧，指向股骨头或髂前上棘。锯片应平行于胫骨截骨向导，锯至胫骨截骨向导上方1 mm，这样可避免损害假体下方的支撑骨。水平截骨应有 7° 后倾，注意避免损伤 MCL。去除股骨内侧后方骨赘，检查屈曲间隙。此时屈曲间隙至少要能容纳最小号的胫骨和衬垫试模。如果间隙不够，需要对胫骨进一步截骨。股骨假体安放使用股骨钻孔向导。理想的股骨假体安装后应保持在原始关节面水平，且中心为股骨髁的原始中心。对股骨远端逐步研磨进行截骨，以达到屈伸间隙平衡。伸直间隙要在屈膝 20° 时检查，因为此时后关节囊才处于松弛状态。去除半月板，内侧保留少许内侧半月板边缘，以保护 MCL。去除假体前后方的部分骨与软骨组织，以防止撞击现象发生。准备胫骨龙骨槽，用小一号的试模进行测试，无撞击现象存在，且功能满意，安放稳定，然后才植入所需用的型号假体。

4. 术后随访

不论是骨水泥 UKA 还是非骨水泥 UKA，均可采用标准术后康复方案。一旦患者感觉舒适，下肢就可以负重。患者能扶拐活动、安全上下楼梯时，即可出院。笔者所在中心，骨水泥 UKA 与非骨水泥 UKA 的出院时间无明显差异。鼓励患者舒适时进行适当运动，但要告知患者，疼痛、肿胀及关节僵硬完全消失可能需要几个月的时间。出院前，患者常规摄 X 线片。前后位 X 线片要平行于胫骨托，以利于准确评价假体 – 骨接触面。侧位 X 线片要垂直于股骨假体，以利于评估股骨假体栓与骨的接触情况。标准的影像学资料可留作以后对比，准确判断透亮线，以及观察日后透亮线是否进展。这些很大程度上依赖于可重复的摄片技术。骨水泥型胫骨假体透亮线的发生率约为 62%。然而，牛津非骨水泥 UKA 假体 1 年后透亮线发生率明显下降，仅 7% 有部分透亮线，无一例出现完全透亮线。术后前几天摄片有时会有胫骨托下小的透亮线（图 3-3-7A），提示术中假体安装不完全服帖。然而，随着术后康复，透亮线会消失，假体就会充分贴附在胫骨平台上（图 3-3-7B）。

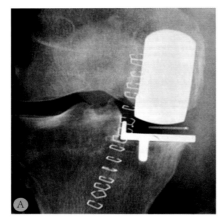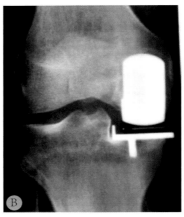

A. 术后 X 线片显示牛津非骨水泥 UKA 胫骨假体下方的透亮线；B. 术后 1 年，
X 线片显示胫骨假体稳定，无透亮线。

图 3-3-7　术后 X 线及术后 1 年 X 线

第四节 外侧单间室置换术

一、外侧单间室置换的现状

在成年人群中，退行性关节疾病非常常见，KOA 的发病率为 4.9% ～ 16.7%。尽管很难给出确切数据，但美国成年人 OA 发生率却在增加。退变可累及膝关节多个间室，也可只累及 1 个间室。Laskin 报道称，他的患者不足 12% 是单间室疾病，且适合行 UKA。另外，外侧单间室 OA 非常少见，在骨科文献中也很少被提及。Scott 报道在所有膝关节置换患者中，外侧 UKA 不足 1%。尽管外侧间室 OA 发病率不高，但随着年龄和人们活动量的增加，外科医生需要处理的外侧间室关节炎也在增加。因此，外侧间室 UKA 提供了一个不错的选择。导致外侧间室关节炎的原因可能是多方面的。外翻畸形、遗传、外伤、半月板病变等都与之有关。患者常主诉膝关节外侧疼痛，常有局限于外侧间室的症状。

与其他膝关节退变相似，需要对其进行体格检查。股骨外侧髁远端和关节间隙常有压痛。随着疾病进展，常出现外翻畸形，术前需要进行全面检查，以排除退变累及髌股关节间室或内侧关节间室。另外，需要注意韧带的稳定性，外翻畸形在被动应力下可以矫正。影像学摄片需包括双下肢负重全长正位 X 线片、屈膝 45° 负重后前位 X 线片、侧位 X 线片和髌骨切线位 X 线片。

与 TKA 相比，UKA 后恢复快，住院时间短，死亡率低，关节功能改善，步态佳，能够保存骨量，将来翻修为 TKA 时相对容易。大量文献研究表明，内侧间室 UKA 效果满意。由于内侧间室与外侧间室在解剖和生物学方面有很大不同，上述数据不能完全推演至外侧 UKA。外侧 UKA 报道数量有限。Mammor 第一个讨论了外侧 UKA，其报道 14 例患者中有 11 例结果良好。Ohdera 等报道 18 例患者，随访 5 年以上，其中 16 例结果良好。Ashraf 等报道 88 例外侧 UKA，平均随访 9 年，结果显示外侧 UKA 与内侧 UKA 结果相似。Pennington 等报道 29 例外侧 UKA，随访 12 年以上，HSS 评分明显提高，没有翻修病例发生。早中期临床数据提示，目前外侧 UKA 效果满意。和其他任何手术一样，严格把握手术适应证和精湛的手术技术，便可取得满意的手术结果。

二、适应证和禁忌证

对外侧间室关节炎，外科医生应根据患者特点和需要而选择治疗方案。其治疗方案包括保守治疗、截骨术、TKA 或 UKA。

外侧 UKA 适应证为外侧单间室退变、症状局限于外侧间室、韧带功能完整和外翻畸形可被动矫正。

外侧 UKA 禁忌证包括内侧间室或髌股关节间室退变；炎性关节病、ACL 或其他韧带功能不完整；固定外翻畸形，或外翻畸形＞ 10°，屈曲＜ 90°，屈曲挛缩＞ 10°；患者无法适应关节置换术后的生活方式。

三、手术技术

1. 入路

外侧间室手术可采用外侧斜切口入路，延长至胫骨结节外侧缘，与髌韧带平行（图 3-4-1）。也可采用改良的髌旁外侧入路切开关节囊。有人对此持有异议，认为若术中转为 TKA，则增加了手术难度，以后翻修手术困难也会增加。

切口起自髌骨上极，止于胫骨结节外侧。切口长度以允许足够显露为宜，皮下不宜过度剥离，切开皮肤及皮下脂肪，沿髌腱外侧缘切开外侧支持带（图 3-4-2），去除部分髌下脂肪垫，以利于显露，并利于判断胫骨旋转。胫骨平台外侧缘充分暴露，拉钩放于胫骨 Gerdy 结节上方，拉开髂胫束。膝关节被动屈伸，以方便观察其他间室，再次证实为外侧间室疾病。去除股骨和胫骨外侧骨赘。放置 1 个髌骨拉钩，观察 ACL 并证实其完整。切除外侧半月板，放置外侧 Z 形拉钩，保护髂胫束、外侧韧带和关节囊。

2. 截骨

假体系统不同，操作方法不同，但总体原则相同。由于活动衬垫的脱位风险高，外侧间室置换要避免使用活动衬垫假体。股骨远端及胫骨近端截骨的最终目标是允许假体能矫正外翻畸形，但不可过度矫形，内侧间室和外侧副韧带应力过大，可能导致内侧间室的过度磨损。按照"胫骨为先"的原则，使用髓外力线杆进行胫骨截骨，并允许胫骨假体植入。由于外侧间室有更大的活动度，外侧间室应比内侧 UKA 的屈伸间隙稍大。冠状面上，应与胫骨机械轴线相匹配；矢状面上，应有一定后倾，然后进行矢状面垂直截骨，锯片垂直于截骨模块。此次截骨应沿股骨外侧髁内缘轻微内旋，以适应股骨和胫骨完全伸直时由于"锁－扣"（screw-home）机制导致的旋转。小心操作，避免损伤 ACL 胫骨附着点。垂直截骨锯片可留在原处，防止损伤 ACL 胫骨附着点，标准截骨锯片配合截骨模块完成胫骨水平截骨（图 3-4-3）。

外侧间室 UKA 与内侧间室 UKA 在技术上有很大不同，其中最重要的一点就是胫骨假体的旋转。目前胫骨准备时，有越来越多的外旋部件出现。胫骨截骨在膝屈曲时进行，当膝伸直时，胫骨相对于股骨外旋。由于解剖的复杂性和交叉韧带的存在，膝关节出现了"锁－扣"机制。Mogo 和 Shirazi-Adl 发现在膝屈曲 90° 时，胫骨内旋 164°，过度伸直时外旋 1.3°。若在骨准备时，未考虑胫骨外旋问题，胫骨假体相对于股骨假体会出现外旋，从而导致聚乙烯边缘负荷增大（图 3-4-4）。

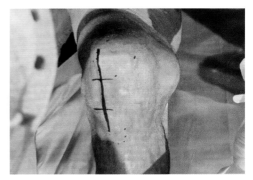

图 3-4-1　外侧皮肤切口

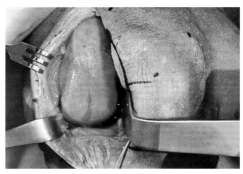

图 3-4-2　髌旁外侧关节囊切开可提供外侧间室良好的显露

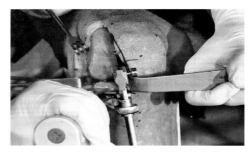

图 3-4-3　髓外定位杆和胫骨截骨向导

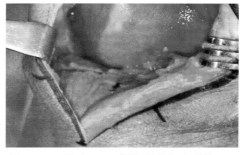

图 3-4-4　屈膝 90° 时进行胫骨初次截骨，现在为完全伸直时所见（注意截骨片不恰当的旋转，黑色墨水标记指示对准胫骨正确旋转）

Pennington 等发现，只有外侧间室置换存在这方面的问题，因而提出了如何避免它的建议。

　　从根本上，最主要的是胫骨截骨时要充分考虑到胫骨旋转的问题。屈膝时，将胫骨截骨向导放置在正确的力线上，并保证冠状面上力线正确，胫骨后倾恰当。完全伸直时，检查其截骨方向，进行初始垂直截骨（图 3-4-5）。股骨髁要在全部活动范围内都有良好的匹配。必要时，可将股骨假体轻微靠外植入，以改善胫股关节面匹配。然而，若完全伸直时，关节面有偏离，假体边缘应力增大，则说明胫骨旋转存在问题。通过文

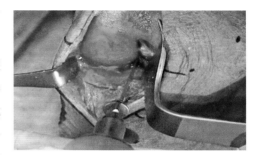

图 3-4-5　在适当的旋转下进行胫骨矢状面的截骨

献证实的结果，若胫骨假体关节面不正常，会降低假体生存率。胫骨截骨骨块可辅助确定胫骨假体大小。由于外侧胫骨平台的形态特点，外侧间室胫骨截骨块比内侧间室偏短、偏宽。

　　通过特殊器械进行股骨远端截骨，以获取屈伸间隙平衡。股骨远端和后髁截骨对调整关节间隙非常重要，尤其是股骨远端。完成屈曲间隙测量，伸直间隙应能保证放入同样大小的试模。与内侧 UKA 相比，外侧间室 UKA 感觉稍松。采用胫骨截骨面系统辅助进行平衡伸直力线。股骨远端截骨完成后，应用"二合一"截骨模块进行股骨后髁截骨。后方斜面截骨，去除后方骨赘及残余半月板。选择合适大小的股骨试模，大小以能覆盖截骨面为宜，前方不宜超出很多，因为会增加髌骨与假体关节面不匹配的风险。同样方法测量胫骨假体大小，并放入试模。屈伸膝关节应自然，无松弛或太紧，分别在完全伸直位、屈曲 30°、中度屈曲和完全屈曲状态时检查关节稳定性（图 3-4-6，图 3-4-7）。矢状面上关节稳定性也很重要。检查膝关节的运动和稳定性时，应去除拉钩，以保证韧带处于正常张力状态。

　　一旦完成上述步骤，可按前面厂家所推荐的进行栓孔钻孔或准备龙骨槽，这样就全部完成了假体植入前的骨面准备工作（图 3-4-8）。应用脉压冲洗技术充分冲洗骨面，用小直径钻头对软骨下硬化骨进行钻孔，以提高骨水泥固定效果。用扁桃体钳将湿纱布放置在胫骨截骨面周围，以防止外侧或后方有过多骨水泥残留。

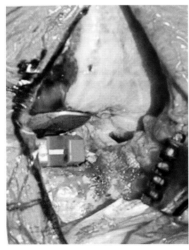

图 3-4-6　伸膝时假体试模

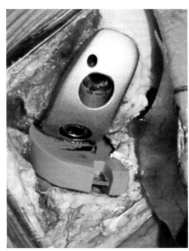

图 3-4-7　屈膝时假体试模

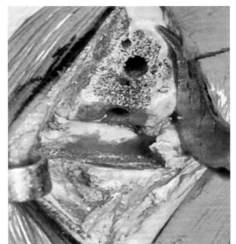

图 3-4-8　截骨面准备

3. 安装假体

放置拉钩，先植入胫骨假体。当假体放入后，去除骨与假体结合处挤出的水泥很困难，此时骨水泥技术很重要。

首先，放好假体后方部分，然后向前打压，以便骨水泥挤向胫骨和前外侧（图 3-4-9）。

其次，取出纱布，就可去除胫骨侧溢出骨水泥，连同胫骨托上的舌形塑料压迫器一起，放入股骨假体，保护股骨不被剐蹭（图 3-4-10）。临床使用的股骨假体带股骨栓，可对股骨后髁进行压迫固定。

再次，去除溢出骨水泥，将聚乙烯衬垫打入胫骨托，保持膝关节处于轻度屈曲状态，等待骨水泥固化，防止胫骨托假体前方翘起。

最后，再次检查关节活动度，应无髌骨撞击（图 3-4-11，图 3-4-12），放松止血带，充分止血。与其他关节置换一样，充分冲洗。根据医生喜好，关闭切口，应用麻药及止痛药进行局部注射，有利于术后镇痛及早期活动，消毒敷料轻度压迫包扎，不需要放置引流。

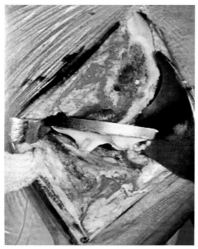

图 3-4-9　胫骨假体从后向前植入，放置纱布协助去除多余的骨水泥

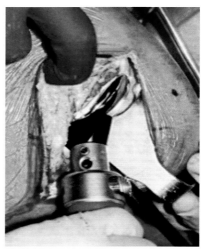

图 3-4-10　植入股骨假体

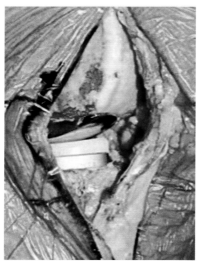

图 3-4-11　检查伸膝时假体情况

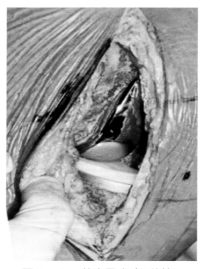

图 3-4-12　检查屈膝时假体情况

4. 术后处理

术后镇痛、物理康复及专业化治疗，有利于术后快速恢复。在物理康复治疗帮助下，患者可以很快负重，麻醉医师给予周围神经阻滞泵可以较好镇痛且适用于快速恢复方案。这些方案有利于早期活动，减少住院时间。预防深静脉血栓，包括早期锻炼和皮下注射低分子量肝素等抗凝药物，或者术后服用利伐沙班 4～6 周。术后第 2 天复查 X 线片（图 3-4-13），并使用助步器辅助行走。出院患者主要锻炼步态、肌力、本体感觉及关节活动度。通常术后 2～4 周进行初次随访。患者恢复工作因工作性质和需要而异。

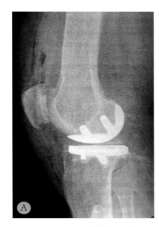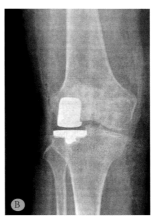

A. 术后侧位 X 线片；B. 术后正位 X 线片。

图 3-4-13 术后 X 线片

5. 重要提示

（1）把握适应证可提高成功率。

（2）截骨时，不要损伤 ACL 附着点，避免在其下方（也不要低于 ACL 附着点）截骨。

（3）屈膝位准备胫骨，注意冠状面和矢状面力线，伸直位检查，确保适当的旋转，避免过度外旋。

（4）良好的骨水泥技术可提高固定效果而不残留过多骨水泥。

（5）为避免髌股关节面不匹配，不要选择过大号股骨假体或过度外侧放置假体。

（6）不要过度矫正畸形，避免造成内翻。

第五节 髌股关节置换术

一、髌股关节炎的治疗现状

局限于髌股关节的 OA 是许多患者致残的原因，也是一个很有挑战性的临床课题，亟待处理。孤立性髌股关节炎发病率在逐渐增加，并为更确切的治疗选择提出了更高要求。Davies 与同事在一个影像学的研究中，对一组年龄超过 40 岁的 174 例患者 206 膝进行了连续筛查，发现 122 例膝关节炎患者，孤立性髌股关节炎发生率为 92%。在另一研究中，Mcalindon 及其同事发现，55 岁以上具有症状的膝关节炎患者中，多达 24% 的女性和 11% 的男性有孤立性退行性髌股关节炎。髌股关节炎最初实行保守治疗，措施包括理疗、恢复髌骨力学特征、非甾体抗炎药联合关节腔内注射、减轻体重和改变生活方式。当非手术治疗无效和疼痛严重时，可以考虑外科手术，髌股关节病采用非关节置换治疗，通常不能完全缓解症状，短期优良率仅为 20%～75%。关节镜下清理和刺激骨髓治疗，短期效果有限，只有 40%～60% 的患者满意。软骨移植、自体软骨细胞移植和（或）胫骨结节内移，不一定有成功的结果，短期不满意率高达 25%～30%。虽然髌骨切除被认为是一种替代手术，但其会显著改变髌股生物力学，显著降低股四头肌肌力和减小伸肌力臂。实验结果表明，伸膝装置的力量被降低 25%～60%，需要增加股四头肌 15%～30% 的力量才能实现足够的伸膝扭矩。髌骨切除后，伸膝迟滞和屈膝降低非常常见，经常导致残余的膝关节疼痛和不稳定，失败率高达 45%。此外，髌骨切除后，胫股关节应力增加达 250%，胫股关节发生关节炎退变进展的风险会增加。PFA 和 TKA 仍然是治疗孤立性退行性髌股关节炎的最可靠方法。虽然 TKA 可以成功治疗这些患者，但并不意味着所有患者都需要。PFA 可以提供一个更为保守的方法，它可能对一些恰当的患者更为适合。与 TKA 相比，PFA 只处理病变间室，保留胫股关节间室、内外侧半月板及前后交叉韧带。此外，PFA 还可保留正常的膝关节运动学特点和生理运动。随着假体设计的改进和手术技术的提高，其手术效果的一致性和可预见性将会实现。

二、适应证和禁忌证

在过去，PFA 的成功结果具有不一致性和不可预测性，这在很大限度上与假体设计不良、缺乏良好的手术器械及患者选择不当有关。恰当的患者选择仍然是 PFA 获得较高长期成功率的关键因素。PFA 适应证为终末期孤立性髌股关节 OA。此外，创伤后关节炎或髌骨、滑车单面或双面软骨软化也是 PFA 的指征。髌骨和滑车发育不良也可用 PFA 成功治疗。术前切线位 X 线片发现髌骨轻微倾斜或半脱位，可以采用 PFA 成功治疗。无论是术前还是术后，解决任何髌骨力线异常显得极其重要。髌骨不稳定或慢性复发性髌骨脱位是 PFA 的禁忌，除非这种情况在术前已成功纠正。需要注意的是，PFA 仅对表面置换，而不能矫正膝关节原有的旋转或成角畸形。这与 TKA 截然不同，PFA 不能矫正或改变机械轴或解剖轴，也不能改变股骨或胫骨旋转问题。术前力线评估至关重要，其决定以后胫股关节间隙的退变和（或）髌骨轨迹不良、髌骨半脱位和脱位的发展趋势。

PFA 的禁忌证是胫股关节炎或重度软骨软化。术前确定是否存在胫股关节炎或重度软骨软化很重要。胫股退行性关节炎是 PFA 最常见的长期失败原因，需要转换为 TKA。此外，不能矫正的髌骨不稳定，合并严重髌股力线异常，将增加早期失败的风险，最好采用 TKA 进行治疗。最近的新兴技术容许在 PFA 的同时，解决内侧或外侧股骨髁的软骨异常。然而，目前该技术临床经验有限，这种组合治疗方式仅适用于严格挑选的临床病例。PFA 不适合炎症性关节炎或胫股关节负重面软骨钙化或半月板钙化的患者。慢性膝前疼痛，不能用髌股关节间隙直接解释的病例也不适合 PFA。患者对术后疼痛缓解、恢复时间和术后活动的现实期望程度，也是决定 PFA 能否取得成功的重要因素。PFA 被认为最适合年轻或中年患者（55～60岁），其可提供一个更为明确的方案，而不需要进行 TKA。对于年轻患者，髌股关节炎影响生活致严重残疾，过去通常 TKA 成为他们唯一的选择，但他们又"太年轻"，若采用 TKA 治疗，需要牺牲胫股两个间室以及前后交叉韧带，不值得推荐，此时非破坏性的置换手术成为首选。PFA 为这些相对年轻的孤立性髌股关节炎患者提供了一个合理的治疗选择。另外，对于老年患者，PFA 是一个创伤相对小的选择。恰当的患者选择，可以获得长期生存率，已有报道称，平均随访 17 年的患者生存率为 98%。当由于年龄或其他临床因素影响，TKA 可能不是理想的治疗选择时，PFA 可以被用来作为一种临时治疗措施。有些研究者证明，PFA 转换成 TKA 的效果同初次 TKA 一样好，且不需要延长杆、加强垫或骨移植，也不需要限制性假体。老年患者（60～85 岁）也是 PFA 的适合人群，因为相对 TKA，PFA 可以提供一个更保守和微创的治疗方法。

髌股关节置换报道结果不一，很大程度上与假体设计不足、缺乏器械和患者选择不当有关。许多技术需要依赖徒手进行骨准备，导致假体安放位置不同和截骨深度不同。假体设计和器械改进允许更精确的骨准备，患者的选择也有提高。多年来有很多文献报道显示，成功率在 44%～90%。早期假体设计缺陷和患者的选择不恰当，导致 PFA 的早期失败。早期的研究都没有严格的病例入选标准，并存在众多的技术缺陷，很少强调调整膝关节的伸肌机制。因此，早期的假体结果令人失望。近年来，随着假体设计的改进、手术器械的改良和更准确的患者选择标准，髌股关节置换的临床效果显著改善，与 TKA 相比，PFA 具有创伤小、保留半月板和交叉韧带的潜在优势，从而保留更多的膝关节自然运动能力。早期的失败原因主要是力线异常、磨损、撞击和胫股关节间隙退变。在过去的 5 年，新假体已经推出，可以更准确地重塑髌股关节功能。选择恰当的患者，PFA 可以取得良好的效果和功能，且具有保存胫股关节、内外侧半月板和交叉韧带的优势。随着新假体的出现，早期结果令人鼓舞，可以显著恢复关节功能和活动度，明显减轻疼痛。患者的选择仍然是 PFA 成功的关键因素。在 2004 年，Lonner 的髌股关节置换结果表明，力线精确、假体位置准确、软组织平衡良好均可以提高髌骨轨迹。他指出，假体设计也是髌股关节并发症发生的一个因素。同样重要的一点是，髌股关节并发症发生率从第一代假体的 17% 减少到第二代假体的 4%。

PFA 早期失败主要与继发于髌骨弹响和不稳定造成的持续疼痛有关。有时需要进一步手术干预，可采用关节镜或翻修手术，改善软组织平衡和（或）进行滑车假体翻修。这些问题主要与假体设计以及术前没有准确判断伸膝机制的异常有关。目前设计的假体有了很大改善，由于改进了假体滑车几何形态，从而使得髌骨轨迹不良和功能不良的发生减少了。在一小部分患者，软组织撞击可导致残余膝前痛和（或）髌骨不稳定，这与 TKA 的发生频率类似。长期关注的假体下沉、松动和聚乙烯磨损却极为少见，文献病例合计发生率不足 1%。在非骨水泥型假体，股骨滑车假体松动相对常见。胫股关节炎进展是 PFA 失败的最常见原因，随访 15 年，发生率约为 20%。如果需要 TKA 翻修，其与初次 TKA 类似。

三、术前评估

术前应进行充分的临床评估，包括详细询问病史和体格检查，以确保临床表现和体征局限在髌股关节。询问病史应侧重于是否存在髌骨不稳定与既往是否有髌骨复发性半脱位和（或）脱位的病史。症状局限于膝关节前方间室，且来源于髌股关节软骨表面的退行性变，而不是来自相关的韧带软组织病变，这一点极其重要。很多时候，这些患者曾经都做过手术，最常见的是关节镜检查治疗，可能包括外侧松解、软骨成形术和力线调整。疼痛应主要孤立于髌股关节，常伴髌后肿胀。髌股关节疼痛往往表现为爬楼梯、从椅子上坐起下蹲和在不平地面上行走时疼痛加剧。Leslie 和 Bentley 发现，临床股四头肌失用性萎缩 > 2 cm、慢性积液以及髌后肿胀是髌股关节软骨损坏的重要体征。体格检查应包括全面评估韧带结构，排除任何相关的不稳定因素。髌后肿胀和积液非常常见，导致下蹲时髌后疼痛。任何内侧或外侧的关节线处压痛，都应该怀疑多间室软骨弥漫性退变和（或）半月板病变的可能性。

韧带软组织病变引起的疼痛原因也应该进行彻底评估，如鹅足滑囊炎、内外侧副韧带炎、髌前滑囊炎、髌腱炎和腰背部或同侧髋关节的放射痛。认真评估髌骨力线，包括评估 Q 角和髌骨轨迹，也是极其重要的。髌骨倾斜或轻度脱位通常可以在术前或术中解决，然而，明显的髌骨异常、髌骨反复脱位和半脱位是 PFA 的禁忌。目前，关于髌股关节置换和髌骨力线调整的数据有限，前或后交叉韧带功能不全不是 PFA 的禁忌，在 PFA 前应该重建交叉韧带，以减少膝前痛和不稳定的风险，这对保护胫股关节的关节软骨和半月板的结构非常重要。站立负重位 X 线片对评估胫股关节间隙是必要的，其应包括站立前后位像、双膝 45° 屈曲后前位像、侧位像和切线位像（图 3-5-1）。

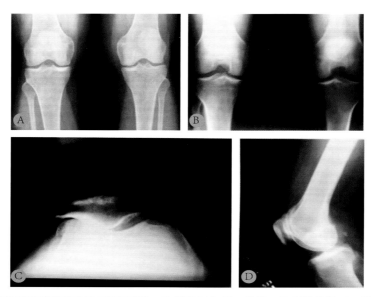

A. 孤立性髌股关节炎的站立前后位像；B. 双膝屈曲 45° 位像；C. 切线位像；D. 侧位像。

图 3-5-1　站立负重位 X 线片

通过站立位负重力线片可以进一步评估膝关节解剖和机械轴线（图 3-5-2）。胫股关节间隙轻度改变可以接受，但如果有任何涉及内侧或外侧间室早期软骨退变的征象，或者半月板存在病变，都需要关节镜或手术时进一步评估。侧位像有助于显示髌股关节退行性变化，更有益于评估高位髌骨和低位髌骨。切线位或髌骨轴位 X 线片有助于确认髌股关节严重退行性改变，但有时可能不能准确确定退变的严重程度。

有时，影像学看到存在明显的关节间隙，没有或仅有很少骨赘，实际存在严重的关节软骨损失，这种情况并不罕见。当对关节软骨退变的严重程度存在疑问以及怀疑涉及关节内的病变时，关节镜下评估将有助于解决此疑问。关节镜治疗孤立性髌股关节 OA 能否成功是很难预测的，但它在评估软骨变化的严重程度方面很有价值，尤其是术前影像学评估不能完全肯定或对 PFA 适应证难以把握时。同时，关节镜下还可评估早期的胫股关节和半月板病变。这种评估非常重要，因为这将判断其在未来的预后和 PFA 长期成功的概率。先前的关节镜治疗照片对深入评估膝关节的退变是

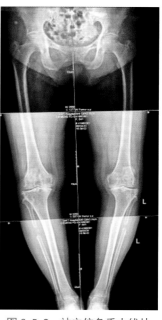

图 3-5-2　站立位负重力线片

否孤立在髌股关节也极具价值。术前教育和物理治疗对获得成功的髌股关节置换也非常有帮助。因为长期膝关节疼痛和髌股关节力学改变，导致许多患者都有显著的股四头肌萎缩。在术前重建股四头肌力量有利于明显改善术后恢复。

四、手术技术

1. 体位及器械

PFA 与 TKA 类似，一般使用全身麻醉或区域阻滞。短时椎管麻醉与轻度镇静相结合是首选，因为这将允许术后更好的镇痛，也有益于术后短时内早期负重活动和恢复股四头肌功能。麻醉成功后，患者仰卧，脚下放 1 个小软垫，允许膝关节屈曲 70° ～ 90° （图 3-5-3），不必过度屈曲，过度屈曲有时反而会阻碍股骨远端暴露。手术器械比较简单，手术原则与 TKA 相似，髓内定位器用于股骨前方截骨，随后用一个简单的电动锉准备股骨滑车（图 3-5-4）。

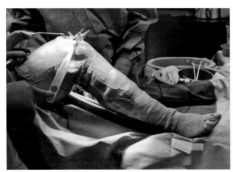
图 3-5-3　患者膝关节屈曲 70° ～ 90°

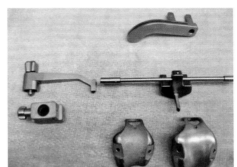
图 3-5-4　手术器械

2. 入路

PFA 与 TKA 相比，手术切口略有不同。必须注意观察、评估、保护正常解剖组织。做膝正中稍偏内侧皮肤切口，以避免下跪时的点负重问题。切口应起自髌骨上极 1 ～ 2 cm，于关节线以下 1 cm 处。由于主要是暴露股骨远端和前侧，没有必要像 TKA 那样向远端延长切口（图 3-5-5）。

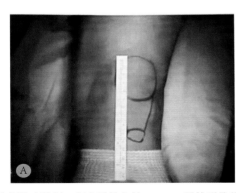
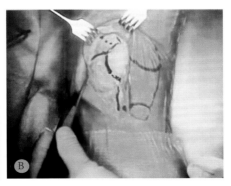

A. 前内侧的皮肤切口起自髌骨上极 12 cm，延伸到关节线以下；B. 股内侧肌切开或内侧切开暴露深筋膜层。

图 3-5-5　PFA 手术切口

通过髌旁内侧关节囊或肌间入路切开关节囊和滑膜，注意避免损伤关节软骨、内外侧半月板及半月板横韧带（图 3-5-6）。切除小部分关节囊，可使手术暴露简便，且方便触及前侧皮质。注意尽量少切除脂肪垫，小心保护内外侧半月板的前角和 MCL。PFA 前进行全关节观察有重要意义，要确保 PFA 适应证得当（图 3-5-7）。术前深入讨论手术指征很有必要，如果内侧或外侧胫股关节负重区发生明显的退行性变化，或任何其他重大病变，则需要进行 TKA。

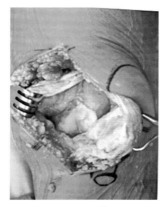
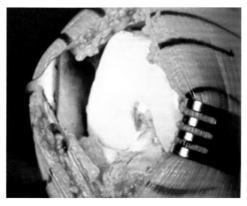

图 3-5-6　关节切开　　　　　　　图 3-5-7　全面评估整个关节，保证内外侧间
　　　　　　　　　　　　　　　　　　　　室关节软骨完整，内外侧半月板良好，前后交
　　　　　　　　　　　　　　　　　　　　叉韧带完整

3. 截骨

孤立性髌股关节炎患者如果股骨髁发现小块软骨缺损，可从滑车或髁间嵴相对健康的区域取软骨片进行移植（图 3-5-8）。准确评估股骨髁软骨缺损的大小非常重要，目前这种治疗方法的临床经验仍然有限，需要注意的是，胫股关节间隙的退变可能造成早期的失败。伸膝，先进行髌骨截骨，便于股骨远端暴露及滑车准备，也可避免外翻髌骨，从而减少软组织损伤，保护伸肌机制。髌骨截骨采用的原则与 TKA 相同。准备髌骨时，使用布巾钳可以很容易外翻髌骨和保持稳定，去除髌骨周围的滑膜有助于准确确定截骨水平（图 3-5-9）。必要时，可部分切除髌下脂肪垫，便于暴露。一旦清除髌骨周边的滑膜组织，显露清楚其周缘，可以进行截骨测量。

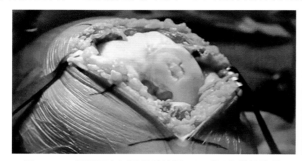
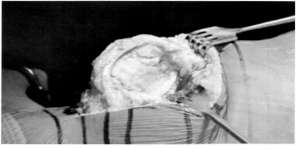

图 3-5-8　股骨髁内侧骨软骨缺损可以采用自体骨软骨　　　　图 3-5-9　确定截骨水平
　　　　　　移植治疗

和 TKA 一样，保留髌骨自然厚度极为重要，这可避免髌股关节装填过度而影响髌股关节、髌骨轨迹和运动范围。用卡尺在 4 个象限测量髌骨厚度，精确髌骨保留厚度，避免截骨倾斜（图 3-5-10）。水平的髌骨截骨可用徒手法或器械法，取决于医生的喜好（图 3-5-11）。截骨应平行，再次使用卡尺在 4 个象限测量评估髌骨厚度，避免斜切风险，后者可造成髌骨轨迹不良（图 3-5-12）。用常规髌骨成形的方法，去除髌骨周围骨赘，髌骨假体安放偏内偏上，以改善髌骨轨迹（图 3-5-13）。

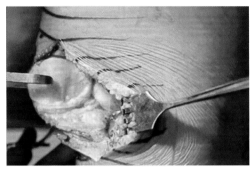

图 3-5-10　测量髌骨厚度，评估其内侧面和外侧面

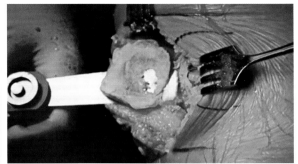

图 3-5-11　徒手或使用器械进行髌骨水平截骨

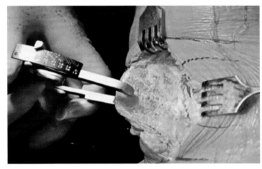

图 3-5-12　截骨后，再次评估髌骨厚度，核实髌骨截骨厚度和对称性

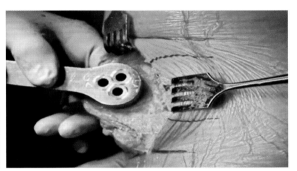

图 3-5-13　测试髌骨大小并内移假体安放的位置

　　如果髌骨外侧面有一个部分不能完全被髌骨假体覆盖，则需重新截骨，以避免关节活动中任何潜在的撞击风险（图 3-5-14）。插入假体试模，重新评估髌骨厚度是否合适。理想的目标是剩余髌骨的厚度和髌骨假体厚度之和等于初始厚度。一旦髌骨准备完毕，可以将其方便地滑入外侧沟，从而避免翻转髌骨，减少手术创伤或对股四头肌伸膝机制的损伤。定制的髌骨牵开器便于拉开髌骨，术中保护截骨面（图 3-5-15），屈曲膝关节，保持在屈曲 70°～ 90° 位置。注意避免过度屈曲，可能导致远端暴露困难。随着膝关节屈曲增加，伸膝张力也增加。在滑车沟进行髁间嵴的中心钻孔，定位是髁间嵴顶点前 1 ～ 2 cm（图 3-5-16）。吸引器吸尽髓内骨髓组织，降低脂肪栓塞风险。插入髓内定位杆，准备前方截骨。

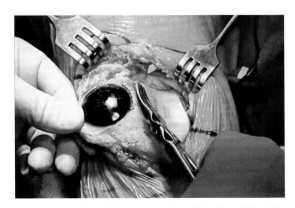

图 3-5-14　去除髌骨外侧面多余骨，避免潜在的撞击风险

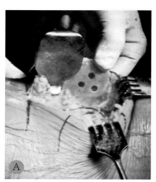
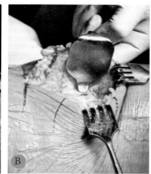
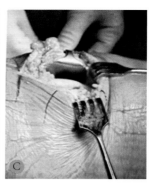

A. 定制的髌骨牵引器用来保护切除的髌骨面，方便髌骨向外侧沟脱出，暴露远端股骨；

B、C. 保护髌骨面，不用外翻脱位。

图 3-5-15　髌骨牵开器保护下显露股骨髁

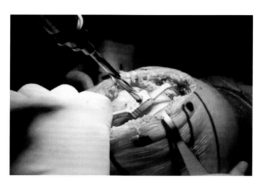

图 3-5-16　在滑车沟中央的髁间嵴顶点前 1 ～ 2 cm 髓内开孔

　　插入髓内定位杆并需安全固定在股骨远端（图 3-5-17），髌股力线模块装于髓内定位杆，箭头指向膝关节。前方截骨的旋转调整可以通过 Whiteside 线来实现，因为有时暴露内侧和外侧髁很困难（图 3-5-18）。如果切口暴露充分，通髁线也可以作为参考，力线杆的定位手柄平行于通髁线（图 3-5-19）。注意前方截骨时不应该有任何额外的外旋，牢记髌股关节置换仅是表面置换，而不能矫正旋转或力线异常。使用小型固定钉将髌股力线模块安全固定。股骨旋转此时已经设置，可去除髓内定位杆。参考前方皮质，插入前方截骨向导，以便最小化进行前方截骨（图 3-5-20）。带角度的翼也可被用来作为一个辅助参考，帮助确保前方截骨后假体能恰当安放且不会出现切迹。

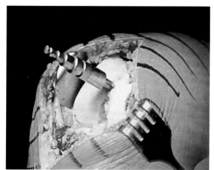
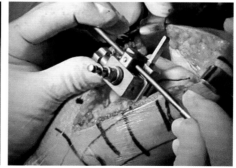

图 3-5-17　插入髓内定位杆，　　　　图 3-5-18　在髓内定位杆插入髌骨力线向导
　　　　　固定在股骨远端　　　　　　　　　　　　　模块

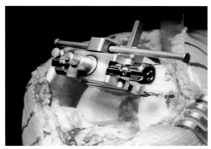

图 3-5-19　使用力线杆，调整力线，
使其平行于通髁线

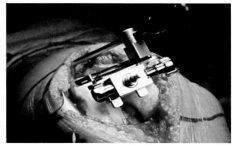

图 3-5-20　股骨前方截骨深度参考股骨
外侧最高点

　　使用摆锯以常规方式进行截骨（图 3-5-21）：一旦前方截骨完成，利用试模选择股骨假体尺寸（图 3-5-22），最大化覆盖股骨前方非常重要，选择能最大化覆盖股骨前方的假体，不能有内侧或外侧悬出；一旦选中股骨假体型号，用亚甲蓝标记出假体髁间的缺口部分，并正确识别需切除的软骨（图 3-5-23），使用球头磨钻，去除滑车沟的部分关节软骨，去骨量不要太多，以容纳假体植入（图 3-5-24）。需要注意的是，植入髁间假体，用小锤即可。由于该假体是一个 onlay 假体，适合突入髁间表面 1～2 mm，这一点非常重要，因为这款假体允许髌骨假体与股骨假体组成关节，而在屈曲时不会接触关节软骨，是一个获得长期效果的要素，而其他设计假体被发现有早期关节侵蚀的现象。可以在骨面钻多个骨水泥固定孔，以使骨水泥固定时渗透，保证骨水泥固定效果，后使用试模，钻出安放假体中央栓孔（图 3-5-25）。

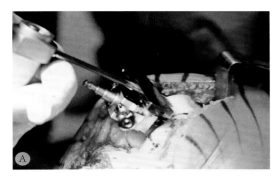

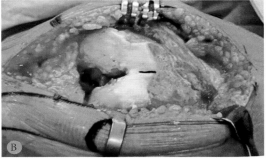

A. 确定截骨水平和旋转后，利用摆锯进行股骨前方截骨；B. 检查股骨前方截骨深度，以股骨前皮质平齐为准。

图 3-5-21　股骨髁前方截骨

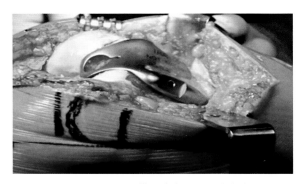

图 3-5-22　利用模板确定股骨假体大小

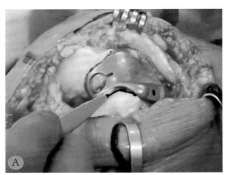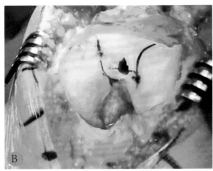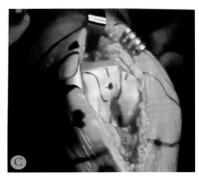

图 3-5-23 标记假体髁间的缺口轮廓，确定该区域的关节软骨去除范围

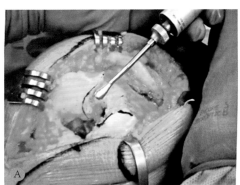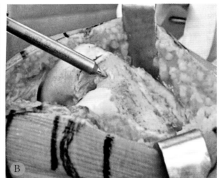

图 3-5-24 去除滑车沟的关节软骨，暴露软骨下骨

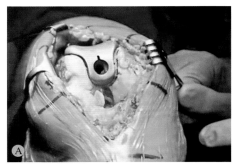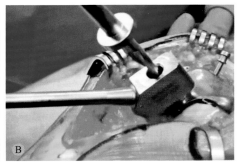

A. 试模固定在股骨；B. 安放滑车假体中央栓孔。

图 3-5-25 试模辅助下钻出股骨中央栓孔

　　复位试模，使用在 TKA 常用的"非接触技术"确保恢复正常髌股力学特征和力线（图 3-5-26）。在整个关节运动中髌骨不应有倾斜或半脱位，如果发现任何增加髌骨倾斜或轻度半脱位的因素，可通过松解外侧来成功解决。若患者选择适当和手术技术准确，大多数情况下，手术时近端调整一般是不必要的，最好在术前确定。

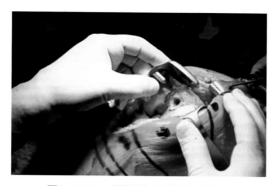

图 3-5-26　试模复位并测试髌骨轨迹

4. 安装假体

常规准备股骨面和髌骨面，骨水泥固定。骨水泥涂于股骨滑车和准备好的髌骨面，以保证足够的骨水泥渗透（图 3-5-27），手动压住股骨滑车假体，用髌骨钳夹住髌骨假体直到骨水泥固化（图 3-5-28）。一些细节需要注意，去除挤出的骨水泥，避免任何可能的残留。再次检查髌骨力线和轨迹，彻底冲洗伤口，常规关闭伤口，逐层缝合皮下组织，皮内缝合皮肤（图 3-5-29）。该假体带有中央栓的独特设计，消除任何可能存在的过渡区台阶，在膝深屈时，有时可造成撞击或干扰髌骨轨迹（图 3-5-30）。术后进行 X 线检查，以确认假体植入位置和力线准确（图 3-5-31）。

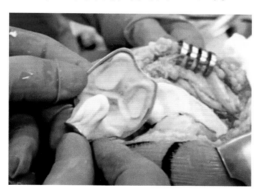

图 3-5-27　手指涂抹骨水泥到截骨面，适当加压保证足够的骨水泥渗透

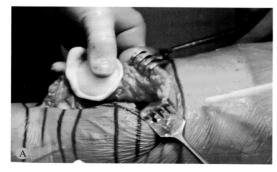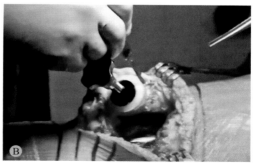

A. 同样的方式准备髌骨，注意清除所有残余骨水泥，避免磨损的可能性；
B. 使用骨钳加压骨水泥，直到骨水泥固化。

图 3-5-28　安装髌骨假体

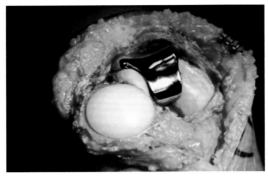

图 3-5-29　术中观察髌股关节假体，显示假体力
线恰当

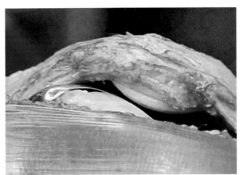

图 3-5-30　髌股关节显示力线适当，"非接
触技术"确保髌骨轨迹良好

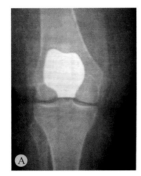 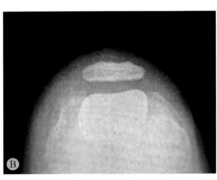 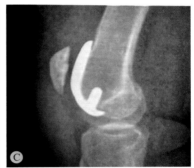

A. 术后负重前后位 X 线片；B. 切线位片；C. 侧位片。X 线片显示精确对位，假体位置良好。

图 3-5-31　术后 X 线

5. 术后处理及康复

由于大多数髌股关节炎患者在术前已存在股四头肌功能不全，因此术前即开始股四头肌锻炼极为重要。在术后早期阶段给予适当的镇痛，有利于恢复股四头肌功能，防止伸肌机制丧失。手术时关节腔内注射"镇痛鸡尾酒"，有助于术后早期阶段的镇痛，术后当天即开始股四头肌等长收缩练习、直腿抬高锻炼和关节活动锻炼。在住院治疗期间，使用持续被动运动仪（continuous passive motion，CPM）对恢复有帮助，但并不是所有患者都必须应用。术后当天，在拐杖、助行器、手杖的保护下，可允许患者立即全负重，并鼓励术后当天即开始负重。对非甾体抗炎药不过敏的患者，术前给予静脉注射 15 mg 酮咯酸，对于控制炎症反应有效，术后 24 小时，每 6 小时给药 1 次。住院期间，与 TKA 类似，用低分子量肝素或利伐沙班预防血栓。除非有血栓或出血风险，多数患者需继续服用利伐沙班 4～6 周。术后 24 小时，静脉注射抗生素用于防止感染。当股四头肌肌力恢复，容许患者进行无限制活动时，建议避免过度负荷和深屈活动，避免高应力活动。

6. 重要提示

（1）患者的选择仍然是 PFA 成功的一个关键因素。准确诊断并确认是孤立性髌股关节退变非常重要。

（2）影像摄片应包括双腿站立前后位片及 45° 屈曲位片，以准确评估胫股关节间隙是否存在退行性变化。胫股关节退变可影响临床结果。侧位和双侧切线位片对观察髌骨很重要。

（3）关节镜对准确确定 PFA 适应证非常重要，可以提供更多的诊断信息，例如进一步评估胫股关节关节面、内外侧半月板和前后交叉韧带。此外，它还可以准确评估髌股关节退变的严重程度。

（4）Q 角过大（女性 > 20°，男性 > 15°）或髌骨力线异常、半脱位或脱位，应该在术前或术中采用胫骨结节内移术或外侧支持带松解矫正。记住，髌股关节置换不会矫正角度或旋转异常。

（5）仔细选择假体和器械，对于髌股关节置换很重要。保守截骨和解剖过渡区的台阶是影响手术的关键因素。一般来说，onlay 假体更适用于所有滑车形状，不论是否滑车发育不良，其髌骨半脱位发病率均较低。

（6）术前物理治疗，结合早期的渐进性康复计划，重点恢复股四头肌功能。多模式镇痛，将大大提高早期恢复效果。

第六节　双间室置换术

一、双间室置换的现状

TKA 是治疗膝关节炎安全有效的手术方式，目前仍作为金标准。但并不是所有的 TKA 患者都满意他们的术后功能。有相关的研究表明，50% 以上的 TKA 患者描述其术后存在某种形式的功能缺陷，特别是侧方运动。这些结果表明 ACL 的重要性，它可能与膝关节置换术后功能满意度相关。在手术时，ACL 和 PCL 往往是健康无损坏的，但目前手术切除许多重要结构，这点令人不安。内侧间室和髌股间室磨损，外侧间室可无症状。不建议牺牲健康组织去切除整个关节面。保留外侧间室和交叉韧带进行部分膝关节置换术并不是新创意。UKA 和 PFA 都已进行近 30 年。UKA 只置换内侧间室，不考虑髌股关节炎的变化，被认为是一个令人满意的手术选择。不过有大量证据表明，OA 可能存在术后进展，有可能影响其临床结果。一个可行的解决办法是在现有的 UKA 基础上增加 PFA。然而，使这两款假体匹配具有技术上的挑战性，因为引入了关节软骨和假体之间的 3 个不连续区。

几年前，出现一个突破性的进步，应用单片的双间室假体置换内侧和髌股间室（Journey-Deuce bicompartmental knee system）（图 3-6-1），保留了交叉韧带和外侧间室。后来又出现了组合式的双间室假体。

进行双间室膝关节置换的依据有两点。首先，很大一部分患者进行 TKA 是因为累及内侧（或外侧）和髌股间室的双间室关节炎，并没有严重畸形，活动范围良好且交叉韧带完整。一项针对 470 例 KOA 的影像学研究发现，50% 的关节炎影响内侧间室和髌股间室，但外侧间室和三间室关节炎比较少见。通常这些患者采用 TKA 治疗。虽然 TKA 可以非常有效地缓解疼痛，具有好的生存率，但患者往往没有达到预期的功能，这可能与 TKA 后改变了膝关节运动学有关。而 UKA、PFA 或双间室置换由于保留 ACL 和其他间室的解剖结构，术后近乎正常。其次，孤立进行 PFA 或 UKA 的患者，经过一段时间，往往未置换间室会发展成为关节炎，

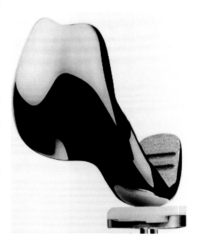

图 3-6-1　Journey Deuce 双髁关节置换系统

常需 TKA 翻修，而不是在退变的间室再加一个部分关节置换。这些情况下，组合式双间室置换术可能是一种有效的治疗方法。然而目前对这部分患者进行组合式双间室置换术，而不是 TKA，虽然直观且合乎逻辑，但数据支持匮乏。

二、双间室膝关节置换的适应证

双间室膝关节置换的适应证与 UKA 或 PFA 类似，此外，还需要有第二间室的关节炎或软骨软化疼痛（图 3-6-2）。因此，它可用于内侧或外侧间室和髌股关节间室退行性病变的患者或软骨软化疼痛的患者，术前能完全伸直（或屈曲挛缩＜ 5°），运动范围良好（通常屈曲＞ 90°），畸形小，交叉韧带功能完整，侧副韧带稳定，"第三"间室完整且无疼痛。有些医生认为，应当将手术限制用于年轻和活跃的患者，但笔者认为不应当对年龄设置人为的限制。

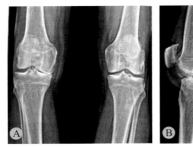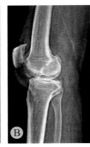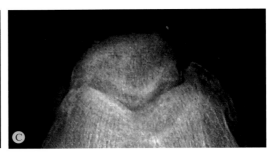

A. 双间室关节炎患者的术前前后位片；B. 侧位片；C. 切线位片。

图 3-6-2　术前 X 线片

三、手术技术

Deuce 膝不需要外科医生看到外侧间室，也不需要同时评估其完整性。外科手术技术采用相对小切口，植入方便。与 TKA 的手术显露相比较，Deuce 膝的潜在优势是较少依赖切口长度，更重要的是它保留了健康组织。具体来说，不显露外侧间室或不影响外侧血运，因此不会增加疼痛和降低术后功能。相对于传统的 TKA，Deuce 膝可减少大约 50% 的骨切除量。此外，将拉钩置于外侧沟，或外翻髌骨，可以避免胫骨向前半脱位，还可以减少失血和组织张力，提高术后疗效。鼓励医生采取任何必要的措施以便手术顺利进行，不要因为显露而影响手术，切口长度和股四头肌干扰并不是影响术后康复的第一要素（图 3-6-3）。此外，适当增加切口长度，可减少力线不良、皮肤缺损和残留骨水泥的风险。

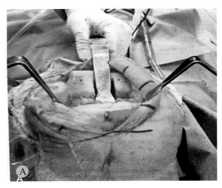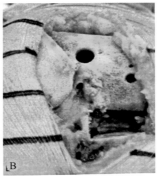

图 3-6-3　TKA（A）和 Deuce（B）膝的手术显露比较

Deuce 膝首先进行胫骨准备，类似 UKA。Deuce 膝胫骨截骨模块利用 1 根钉固定在胫骨，第二根钉固定延伸至胫骨外侧髁下方。第一根钉作为垂直截骨和水平截骨的一个停止标志，可以防止胫骨髁间嵴下方或垂直方向的应力增加，预防骨折。此处两根钉不仅可以固定截骨模块，而且可避免钉入软骨下骨，引起胫骨托的软骨下骨塌陷，从而导致失败。在大多数情况下，从胫骨关节面最低点切除 2 mm 是比较理想的。如果内侧和髌股关节间室磨损存在，膝关节力线居中，对胫骨进行 4 mm 截骨，可以防止矫枉过正和外侧间室负荷增大。推荐对胫骨进行保守截骨，矫正内翻 / 外翻至中立位，且有 2°～4° 后倾。Deuce 膝进行双间室关节置换术（bicompartmental knee arthroplasty，BKA）可恢复膝关节力线。与 UKA 相似，重要的是要把胫骨假体坐于皮质边缘且没有悬出，外侧部分要尽可能靠外，但又未碰撞到 ACL 胫骨附着点。这允许负荷最大限度地分布在整个胫骨。间隙模块（spacer blocks）插入，确定膝关节屈伸间隙。与 TKA 截骨相似，允许矫正广泛性内翻畸形。与 UKA 不同，Deuce 膝可以独立完成伸直间隙平衡（不考虑屈曲时），支持广泛的畸形矫正（图 3-6-4）。匹配滑车和股骨外侧髁之间的过渡区，是本技术起初最关心的问题。通过改进器械，这一技术可重复进行。截骨完成后，像 TKA 一样，插入试模（图 3-6-5），髌骨假体及其准备方法都同 TKA。外侧支持带松解和部分髌外侧面切除，用于维持髌股关节平衡。在进行 BKA 时恰当平衡髌股关节面非常重要，以预防髌骨外侧面与股骨外侧髁在过渡区发生撞击。

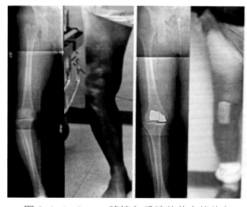

图 3-6-4 Deuce 膝植入后膝关节力线恢复

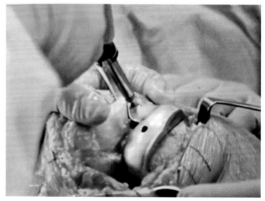

图 3-6-5 Deuce 膝关节置换试模

这一技术考虑的是来自 TKA 中的观察发现，考虑到髌股关节平衡，在 BKA 中需要特别强调。除此之外，平衡外侧支持带软组织，将假体尽可能向外侧放置，但不悬出，允许髌骨在滑车槽内有好的轨迹。滑车槽与 Genesis Ⅱ 全膝关节系统是一样的，后者被证明髌股关节轨迹良好，且临床疗效优良。髌骨假体有两种可被使用，嵌入（inlay）型或置入（onlay）型，都有良好的效果。对于髌股关节，股骨假体的旋转也非常重要。保持适当的旋转，或外旋增加 1°～2°，髌股关节功能更佳。由于股骨假体为单片，若需股骨假体旋转，需要考虑髌股关节和内侧间室的平衡。若增加外旋，可以使胫股接触面更靠内侧，而增加假体内旋对髌股关节的机械特征有不利影响。股骨假体的旋转取决于滑车沟的前后线（Whiteside 线）和内上髁轴线。确定上髁轴线（通髁线）存在困难，因此，Whiteside 线仍然是确定股骨假体旋转的主要依据。

四、特殊情况的应对措施

首先，外侧间室存在症状是 Deuce 膝的禁忌。病史与体格检查对确定外侧膝关节疼痛的来源至关重要。髌骨外侧疼痛往往与髌股关节 OA 相关，并可以被成功治疗，不过真正的外侧关节线疼痛，不能通过本手术解决，无论外侧间室放射学多么正常。这种情况下，行 MRI 和（或）关节镜判断外侧间室病变，可能对诊断有益，完整的 ACL 对手术有利。近年来观察到 ACL 缺陷的患者占 6.38%。如果患者同时存在不稳定的症状，手术时需进行 ACL 重建或中转为 TKA。如果患者 ACL 缺陷，但活动水平较低且无症状，进行 BKA 将不影响临床结果。最后，与 UKA 和 PEA 相似，炎症性关节病是 Deuce 膝的禁忌，对一些难度大的病例，屈曲挛缩超过 10°，转换为 TKA 可能是必要的。屈曲挛缩可以通过松解内侧腘绳肌腱与后方关节囊和切除膝关节内后方骨赘来解决，好的骨质是必要的。对内翻畸形限制不高，这与 UKA 不同。因为通过截骨可以矫正内翻畸形，膝关节屈曲平衡和伸直平衡的调节是独立的，内侧松解可以矫正 20° 的内翻畸形。这样，术后可获得良好的稳定和功能。

围绕着患者的选择，一个常见的问题是：哪些人适合本手术？是年轻活跃的患者还是老年患者？年轻患者可以保留交叉韧带获得稳定且保存骨量？年老患者惧怕 TKA 后的康复和疼痛？大部分医生认为，年龄和活动水平对确定候选人不重要，应用 Deuce 膝，两个群体的患者都可从 BKA 手术中受益。

适当的术前体格检查非常重要，尤其是疼痛的位置。如果患者诉膝关节外侧疼痛，让其用手指出疼痛部位是必不可少的步骤，以确定疼痛是来自髌骨外侧面，还是外侧关节线处。患者若指出是来自髌骨外侧面，仍可进行 BKA 手术，因为髌股关节也进行置换。如果患者疼痛来自外侧关节线，外侧间室不置换将无法解决外侧疼痛问题。存在外侧疼痛，但缺乏 OA 的影像学证据，不能以此确定手术指征。在这种情况下，适当考虑 MRI 或关节镜检查，对确定手术方式有帮助。体格检查时，必须考虑到以下几个方面：ACL 完整性、屈曲挛缩、髌骨轨迹和外侧间室是否变窄。显然，不论什么病例，外侧髁上的骨赘都应去除。"唇吻病变（kissing lesion）"需要切除，其不是 Deuce 膝的禁忌。例如，站立位 X 线片显示外侧股骨髁全层软骨病变，不能进行 BKA 手术，建议转换为 TKA。其他特殊的考虑包括膝关节内侧疾病力线正中，外侧间室张开。大多数内侧间室关节炎导致内翻畸形。有时，基于股骨和胫骨解剖，X 线片可能显示内侧间室和髌股间室关节炎，但外侧间室无症状。在这种情况下，胫骨截骨要稍多些，以免矫枉过正。胫骨过度外翻截骨可导致低位髌骨，低位髌骨可造成软骨在过渡区撞击，这种现象不好。此外，胫骨闭合楔形截骨可导致内侧间室力线处于中立位，BKA 手术存在矫枉过正的风险。若存在上述两种情况，转为 TKA 是必要的。

五、其他双间室膝关节置换

1. 组合式双间室膝关节置换

目前，有两种单片的双间室膝关节置换假体，但发表的临床数据很少。Deuce 膝是一个非定制假体，由 3 部分组成，滑车和股骨内髁连于一体的股骨假体部分置换股骨滑车和股骨内侧髁的表面，内侧胫骨假体置换内侧胫骨平台，全聚乙烯髌骨纽扣置换髌骨。iDuo 假体是一个定制的假体可置换髌股间室和内侧（或外侧）间室，股骨髁和滑车是连于一体的。虽然早期的单片假体经验使人们认识到双间室膝关节置换的作用，但使用市场上销售的单片双间室假体置换股骨内侧髁及滑车仍存在很多问题。基于双间室关节置换的理论方法，假体的内、外翻力线主要由股骨外髁和滑车假体外侧缘的位置决定。基于股骨远端冠状面力线和形态的变异，若要确保滑车假体外侧边缘与股骨外侧髁的平滑，假体的内、外翻力线就会伴随改变，这可能影响假体髁大小的选择和力线。当然，分析单片假体的 X 线片，股骨滑车和股骨髁远端的方向有很大差异，有些内翻，有些外翻，还有部分相对于股骨轴线处于中立位。力线不良会影响假体使用的寿命和功能。除非股骨远端有理想的形态，非定制单片假体很少有两部分（即滑车和髁部分）的力线和大小完全匹配的情况。不佳的力线或位置是否影响髌骨轨迹和中期结果尚不清楚。

双间室膝关节置换的另一种方法是，股骨滑车和内侧髁组合式的双间室置换（图3-6-6，图3-6-7）。这容许各个间室进行独立置换，确保各组成部分相对于股骨远端的关键轴和旋转轴的方向和力线恰当，而不受其他间室的影响；这也允许各间室进行尺寸调整，以适应不同患者和间室之间的几何、比例的变异性。

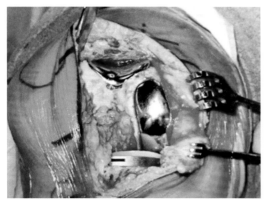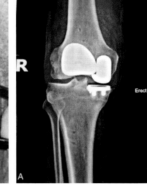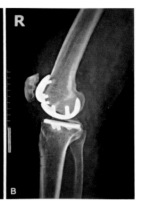

图 3-6-6　组合式双间室置换术　　　　图 3-6-7　双间室置换术后正侧位片

进行双间室膝关节置换时，股骨滑车假体和单髁股骨假体之间的过渡空隙因为假体大小而异。因股骨远端的形状和大小不同，二者之间的距离可以小到 1 mm，大到 10 mm。在独立置换时，股骨滑车假体和单髁股骨假体之间过渡间隙的相关问题并没有被观察到，这支持假体可以在相对关节软骨齐平或凹陷约 1 mm 的适当位置植入。边缘突出可能导致髌骨假体卡住或撞击，因此应避免。假体边缘突出，可能的原因是技术性错误或滑车假体设计不当。假体力线不良、位置不正，股骨滑车假体大小不当，或关节面不平滑，均可影响髌骨轨迹，从而影响双间室置换的短期和长期效果。

2. 分期双间室置换

另一个新概念是，在单间室膝关节置换或 PFA 术后出现进展性关节炎时，可考虑分期双间室膝关节置换术。7%～10% 的 UKA 患者在术后 10～15 年会发生症状性的髌股关节炎或髌股关节炎进展。此外，10%～25% 的 PFA 患者在术后 7～16 年可能出现胫股关节炎进展。通常这些患者都采用 TKA 进行翻修治疗。直观的感觉是，这些孤立的髌股置换或 UKA 患者，关节炎进展仅发生在未置换的一个间室，就可以分期进行单间室置换，而不是翻修为 TKA，这也就是组合式双间室置换。不过，虽然有 1 个研究进行了 3 例分期组合式双间室膝关节置换术，但没有报道这种 TKA 翻修替代方法的数据结果。

恰当选择双间室关节炎的患者，组合式双间室膝关节置换术相比单独 UKA 或 PFA 更为有效。相对 TKA 也是另一种治疗方法。这里所说的双间室关节炎是指内侧（或外侧）和髌股关节炎，或者是第二个间室的软骨软化。组合式双间室膝关节置换术相对保守，可以保留关节生物力学，但手术技术要求高，高质量假体将是决定成功的重要因素。组合式双间室膝关节置换使用非相连的单髁假体和髌股假体进行置换，具有更大的灵活性，容许假体力线进行调整，这是单片双间室假体所不具备的，也因此能更准确地恢复膝关节的解剖。使用组合式双间室置换而不是单片假体置换，感觉很直观，然而尚缺少相关研究比较二者的优劣。

六、重要提示

提高部分膝关节置换术的疗效取决于多种因素。到目前为止，没有观察到股骨假体失败，这基本与TKA相当。当考虑是UKA或BKA时，胫骨侧的置换似乎是最薄弱的环节。首先建议减少胫骨截骨深度，原因是软骨下骨板是一个坚强的支撑，胫骨下4mm变得松软，不能抵抗内侧部分的应力。此外，部分膝关节置换术常应用于年轻患者，这些患者可能在以后还需要翻修，保存骨量对以后翻修至关重要。膝关节平衡对于降低内侧胫骨托的应力非常重要。因此，建议矫正大的内翻畸形。与UKA操作指南不同，BKA可以松解和矫正畸形，但也不能矫枉过正，将负荷转移向外侧间室。插入股骨和胫骨假体，保持膝处于完全伸直位直至骨水泥固化，因为膝关节在伸直位传递最大应力。这是所有膝关节置换术的原则，在BKA同样重要。部分膝关节置换术后的恢复涉及多个方面。适当的疼痛管理很关键，鸡尾酒镇痛较为有效。推荐应用股神经和（或）坐骨神经阻滞进行镇痛。然而，神经阻滞将影响患肢负重1～2天，可能增加在行走时摔倒的风险。通常这些患者在这个时间出院，因此将可能妨碍治疗和恢复。

第七节　单间室置换的相关问题

一、单间室置换的患者选择

在特定的患者中，UKA比胫骨截骨术和TKA更有效。UKA的优点包括保留了更多的天然骨和软组织，大多数情况下能保留前后交叉韧带，并且能够减少对股骨和胫骨的切除。UKA使患者有更小的切口、更少的疼痛，且会使患者更早地恢复功能。若UKA失败，可以比较容易地转为TKA；若截骨术失败，很难将其转为TKA。这也是外科医生更倾向于使用UKA治疗孤立性胫股关节间室疾病的原因。普遍认为UKA比TKA的技术难度更大，正因为这样，在计划UKA时，应该考虑几点非常重要的因素，以使手术取得好结果，其中最重要的决定因素是选择患者。大多数研究者引用Kozinn和Scot最先提出的传统选择标准。这些标准认为，对于＞10°的固定性屈曲挛缩患者、内翻或外翻畸形患者不应使用UKA，UKA应主要用于体型偏瘦、年纪较大且对手术治疗需求较低的患者。

屈曲畸形常被认为是UKA最主要的排除因素。最近，UKA的适应证范围又被谨慎地扩大到了更年轻、体重更重的患者。尽管数据还是较短期的，但是已经有越来越多的关于成功地将UKA应用于较年轻患者（＜60岁）的中期随访报道。如果该手术能在10年内提供合理的结果，那么就可以考虑用对患者影响较小的UKA来延缓病情的发展，直到最终不得不使用TKA。鉴于UKA的优点，越来越多的人考虑将其作为年轻患者的第一个关节置换术和年老患者的最后一个关节置换术。UKA越来越多地应用于年轻患者的另一个原因是，这个手术对年轻患者有吸引力，而且随着互联网的发展和直接面对患者的市场销售不断增加，这个年龄范畴的患者更加注意到各种可供选择的外科手术，并且了解这种手术。体重曾经是UKA的考虑因素之一，但是和这种手术在年轻患者中的应用一样，已经有报道说，在超重患者中使用 UKA，或者说体重超重本身并不是 UKA 的禁忌证。这些报道还处于中期随访中，但是已经对传统标准的 85 ～ 90 kg 体重界限提出了挑战。

患者选择也要从其他几个重要的方面来考虑，包括 ACL 的状态、其他几个关节间室的病变情况、是否存在结晶体疾病和其他炎症性疾病，以及患者疼痛的位置。多数外科医生认为，有功能的 ACL 是重要的，尤其是当考虑植入活动型平台时。对其他关节间室疾病的情况尚有争议。多数外科医生接受 3 级 Outerbridge 损伤，但是不接受 4 级。不过一些外科医生完全不考虑髌股关节的软骨损伤。由于胫骨嵴的撞击导致的外侧股骨髁内侧面的损伤往往被忽视（图 3-7-1），如果在 X 线片上发现二水焦磷酸钙结晶或者在关节切开过程中发现滑膜炎，多数医生会认为这是继续进行 UKA 的禁忌证。一些外科医生认为，如果 1 个患者希望进行 UKA，这个患者应该只有 1 个疼痛点（内侧股胫关节痛行内侧 UKA）。如果患者还有膝前疼痛，或者上下楼梯时疼痛，那么这些患者不太适合 UKA。但这个观点现在也受到了挑战，很多外科医生不太关心疼痛的位置，而更关心术前的 X 线检查和体格检查情况。

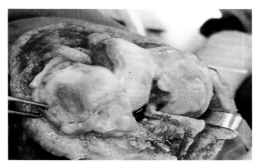

图 3-7-1　切开后显示髌股关节 4 级病变，该患者不适合行 UKA

另外一个重要的患者选择因素是，患者应该理解这个手术的概念和过程。患者希望找到他们膝关节疾病最可预测的手术治疗方法，在这种情况下，尽管他们的膝关节病变是局限的，但 TKA 往往更具有可预测性。另外，很多患者希望能够进行创伤更小的手术，而在这个手术过程中，只有患病的膝关节部分被置换，尽管长期预后可能不如 TKA。在这种情况下，患者能够理解两种手术方案的不同和各自的优缺点就很重要。

一旦选择了恰当的患者，UKA 的术前计划是很重要的。UKA 应该被看作是置换已经坏掉的部分，而不是治疗严重的力线不良和畸形。整体把握患者膝关节的病情非常重要，例如诊断该患者是否有膝内翻。如果有，就应该注意不要过度纠正关节力线。利用前后位 X 线片，外科医生能够做出计划，使胫骨切除的水平基本上与胫骨的长轴垂直，且可以接受略微的矫正不足。由于只有部分膝关节被置换，因此必须进行关节侧位 X 线照相，以此评估胫骨平台磨损的前后位置以及 UKA 术前存在的胫骨后倾角。否则，会导致假体松动和植入失败。经过测量，胫骨后倾角的范围应该是 0° ～ 22°（图 3-7-2）。

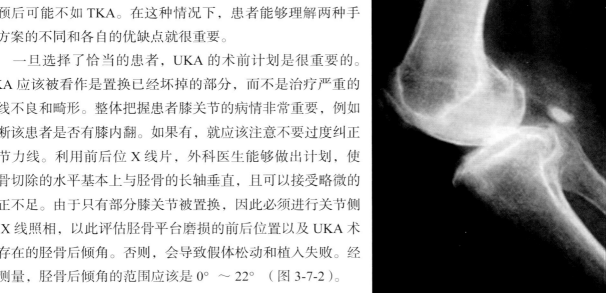

图 3-7-2　侧位片上注意胫骨后部斜面的变化

二、单间室置换的手术技巧

1. "微创" 法暴露

大多数的 UKA 目前通过 "微创" 法进行（图 3-7-3）。严格意义上讲，并不是指手术创口的大小，而是指不把伸膝装置从滑车沟移位。通过这种方法将髌骨保留在原来的位置，可以更容易地对股骨 –

胫骨的相对位置和方向进行测量和评估。

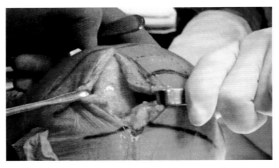

图 3-7-3 "微创"法暴露，注意伸膝装置并未被移开

切口应该大约从髌骨的顶端到关节线，在关节切开术中充分切开滑膜，可以扩大视野，有利于进一步观察其他的关节、韧带和滑膜。大多数 TKA 是在完全伸直位或者 90° 屈曲位进行的，与 TKA 不同，UKA 在不同的屈曲位进行，因此切口应该足够大，使关节视野能够完全暴露。软组织在较小的切口中容易被损伤，因此牵开器的放置位置非常重要，尤其是应该沿着内侧关节线放置，以防止对 MCL 造成损伤。如果手术视野受到影响，应该立即延长切口长度。

2. 保守的胫骨截骨

UKA 的思路是替换已经磨损的部分，因此在术前应该根据 X 线片进行设计，胫骨应尽可能少地被切除，在内侧 UKA 中，最多从胫骨内侧平台切除几毫米的骨组织。横向截骨和纵向截骨都很重要，可以将股骨内侧髁的外侧缘作为截骨向导，对胫骨进行 L 型或者纵向截骨（图 3-7-4），将往复锯沿内侧髁的外侧面放置，且置于 ACL 的内侧，以此作为纵向切割胫骨的标志。水平截骨约与胫骨长轴成 90°角，与 L 型（即纵向或垂直）截骨约成 90° 角。各种截骨导向器可以帮助设计这些截骨（图 3-7-5）。后倾斜角度尽量与天然膝关节相匹配，因此应在术前利用 X 线片及 MRI 认真设计。

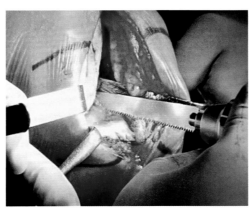 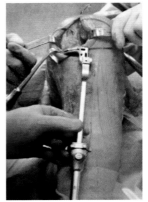

图 3-7-4 股骨内侧髁的外侧缘是矢状锯　　图 3-7-5 为胫骨切除术设
截骨非常好的导向器　　　　　　　　　计的髓外胫骨截骨导向器

在很多情况下，由于接受 UKA 患者的骨缺损出现在膝关节前部，因此当膝关节屈曲时，保留在股骨和胫骨之间的软骨组织基本正常。将一个薄的导向器放在这个位置，可以在手术过程中检查胫骨的截骨角度是否合适。在手术过程中，胫骨是首先进行手术的部位，因此对胫骨的截骨极其重要。在纵

向切割胫骨时，应注意避免抬手，因为此时的胫骨后部非常脆弱。由于在髁间窝几乎没有骨组织或软骨组织缺损，因此检查被切除骨组织的内侧面，应该能看到前部和后部的骨厚度是一样的，意味着切除后的骨骼保持了患者自然的倾斜度（图 3-7-6）。通过这种方法可以确认胫骨经过截骨后的角度是符合要求的。

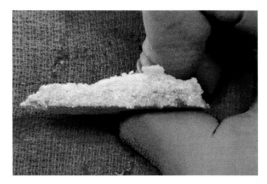

图 3-7-6　切除下来的胫骨

3. 评估屈曲位和伸直位的间隙

此时，切除下来的胫骨体积大约是应该替代的胫骨体积。不同厚度的间置器可用来评估屈曲位和伸直位的关节间隙（图 3-7-7）。为了在伸直位有适当的平衡，膝关节在完全伸直位应留出 1 ～ 2 mm 的空隙余地。为了测量屈曲位间隙，应把膝关节置于屈曲位，同一个间置器能够放进屈曲位的膝关节间隙中。大多数接受 UKA 治疗的患者会出现伸直位膝关节间隙的丢失（前胫骨和承重股骨软骨的缺损），但后部股骨软骨的厚度往往是正常的。如果膝关节在屈曲位过于紧张，而在伸直位非常稳定，那么可用摆动锯切除股骨后部 1 ～ 2 mm 的软骨，这样就能使关节间隙在屈曲位和伸直位都取得平衡。

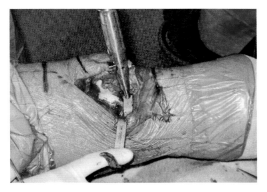

图 3-7-7　评估膝关节屈曲位和伸直位的关节间隙

为了使站立位保持稳定，且使假体牢靠固定，股骨截骨与胫骨截骨应在伸直位能够高度匹配。如前所述，胫骨截骨的后倾角一般是 0° ～ 22°。多数情况下，胫骨后倾角约为 5°，在计划股骨截骨角度时，应将胫骨的截骨角度考虑进去。这种截骨可以通过髓内或髓外导向器的辅助进行设计。利用截骨导向器，将其放置在待截骨的胫骨表面，保证股骨远端的截骨与胫骨的截骨高度匹配。如果胫骨截骨在后屈曲位进行（是经常出现的情况），膝关节应置于轻微的屈曲位，然后将导向器固定在股骨上，这样可以在轻微的伸直位对股骨进行截骨，且有助于使股骨和胫骨的截骨高度匹配（图 3-7-8）。将足够多的骨组织从股骨远端切除是很重要的，这样股骨假体就可以固定在一个足够大的底座上，且由于骨组织没有过度硬化，这样骨水泥可以与骨组织充分地相间错杂，使股骨假体的固定更加持久。

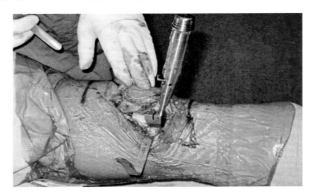

图 3-7-8　在伸直位行股骨远端切除，以与胫骨切除后的表面匹配

4. 测量股骨试模的大小和定位方向

远端股骨髁的形状和体积差别很大，在现代多数 UKA 手术系统中，对股骨体积的测量完全独立于对胫骨体积的测量。在很多情况下，所谓的"潮线"也就是软骨缺损在远端股骨上终止的位置，是放置股骨试模的理想定位标志（图 3-7-9）。一般来说，股骨试模是膝关节处于屈曲位的状态下，在前后平面进行的。通常可以先用一个楔子来定位股骨试模的前端位置，从而保证股骨置于合适的前端位置。这样做的目的是，使胫骨平面的内翻－外翻角度维持在 10° ～ 15°，避免最终结构的边缘载荷。根据其覆盖范围，股骨试模可以向内侧或外侧移动，但应避免将试模的突出部分指向股骨滑车沟，那样可能造成髌骨碰撞。应注意避免过度内旋，因为会导致股骨假体的后部在伸直位时过度靠近中位线（图 3-7-10）。

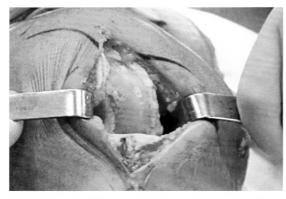

图 3-7-9　"潮线"是软骨在股骨上终止处，可作为放置股骨假体的标志

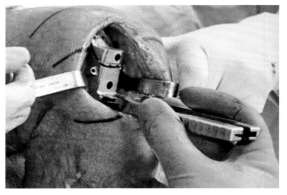

图 3-7-10　正确旋转股骨截骨导向器非常重要

多数外科医生的目标是在屈曲位状态下，使股骨相对于胫骨有一个轻微的外旋转。股骨假体的实际旋转情况还是依据假体的类型而定。如果系统是平面－圆形结构，也是目前最常见的情况，那么股骨的方向定位也就不严格了，但如果系统是一个完全契合的设计，那么定位便非常关键和重要。多数 UKA 系统都需要通过试模来确保正确的股骨－胫骨之间的相互位置、相互的协调性和平衡性。

5. 股骨截骨的技巧

多数系统通过一个截骨模块进行远端股骨截骨，该模块可完成前后的去角斜切和后部截骨。截骨的顺序一般是前角斜切（往往很小），然后后髁截骨，最后斜切后角。之所以最后截骨后角，是因为在切掉后角的骨组织后，有时截骨导向器会滑至屈曲位。多数情况是，后部斜角截骨的硬度非常大，在使用较小的导向器引导较小的刀片进行截骨时，导向器的准确性会降低，因此在进行此截骨操作时，需要格外仔细。利用一个导向器进行多步导向准备股骨假体的栓孔，直到栓孔完全钻好，在必要的情况下有可能将股骨向外侧移动。但此时股骨的旋转角度已经不能再改变了，正因为这个，应该最后完成栓孔钻孔。

6. 清除半月板残留物

现行手术中常用的小切口，使观察半月板残留物的难度加大。将腿置于不同角度的屈曲位，有助于观察半月板残留物。在截骨和切除半月板时，须避免损伤 MCL，这经常容易发生。这也是非常好的时机，从股骨后部去除骨赘，此步骤对患者获得更好的活动度是非常重要的。

7. 胫骨的大小测量和准备

将半月板碎片完全清除，且将股骨截骨完成后，胫骨平台更容易观察（图 3-7-11）。对于全聚酯材料的胫骨假体来说，良好的前后覆盖比内外侧覆盖更重要，这样能够给胫骨假体最佳的支撑。如果必要的话，可以对胫骨棘的内侧部切入得更深一些，使胫骨假体向外侧移动，在必要的情况下，可以使用尺寸更大的假体。

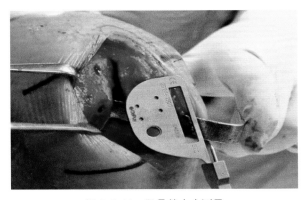

图 3-7-11 胫骨的大小测量

胫骨假体轻微的内侧外悬是可以接受的，且最好能对胫骨棘切入得更深一些，因为胫骨棘可能使 ACL 的嵌入不稳定。对于嵌入式的胫骨假体来说，在边缘为骨水泥留出一些骨骼是必要的，这也有助于胫骨行使支撑功能。依据为胫骨固定而准备的下表面的类型，利用锯、骨钻和手工工具，能够安全地对骨骼进行准备工作。内侧胫骨的密度差别很大，因此在切除过程中要格外注意使其能够与各种胫骨假体的下表面相适合。尤其应注意的是，当为龙骨做准备工作时，容易损坏胫骨后部，这在理论上可能减小骨水泥的渗透性和固定能力。

8. 平衡检查和试模测试

当所有骨骼准备工作都结束后，就应该进行试模复位了（图 3-7-12）。多数系统都准备了足够的试模以供选用，如果没有，可以用真正的假体来进行；但应注意在测试结束后将它们仔细移走，这样不至于划伤其表面。试模复位有助于确定为容纳假体而使膝关节弯曲的幅度，也有助于对软组织进行最后的平衡。如果膝关节在屈曲位和伸直位都过紧，可以对内侧的软组织进行少量调整，但不建议对行UKA 的膝关节进行太多的内侧松解。

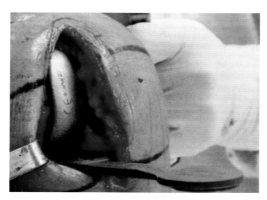

图 3-7-12　在手术位置进行试模测试

9. 骨水泥的使用技巧

残留的骨水泥是导致 UKA 后较早进行再次手术的常见原因。去除所有残留的骨水泥非常重要。小切口限制了手术视野，且嵌入胫骨假体非常容易导致骨水泥从膝关节后被挤出。这对于全聚酯材料的假体较容易产生问题。黏合过程中，在膝关节后面放置一块海绵，可以防止这种情况的发生。或者避免在胫骨后部加过多的骨水泥也是一种方法。应该意识到，有可能在胫骨前端假体与胫骨接合很好，但在后部假体悬出，且没有很好地与胫骨接合。防止这种情况发生的最好方法是，在嵌入胫骨假体的过程中，将胫骨置于过度屈曲位，先将胫骨假体的后部嵌入胫骨，然后将胫骨假体的前部向下固定在胫骨上，这样做的效果是将骨水泥从前面挤出，而不是在关节后面，沿着内侧缘检查膝关节非常重要，这样可以看到假体后部是否与胫骨紧密接合。在股骨侧，骨水泥必须有效渗透进入股骨表面。如果对骨骼进行准备工作仍然存在骨硬化的话，在硬化骨上钻一些小孔，可以增强骨水泥渗入。大多数股骨假体有栓孔，将骨水泥挤进这些栓孔，也可以有效防止股骨松动。

10. 外侧单间室置换的技巧

外侧 UKA 占全部 UKA 的比例不到 10%。历史文献显示，外侧 UKA 的寿命与内侧 UKA 基本持平，甚至略高于内侧 UKA。但这有可能是因为患者的选择更加仔细，且这些手术倾向于让更有 UKA 手术经验的外科医生来完成。对于外侧 UKA 来说，切口即可以通过一个完整的内侧关节切开术来完成，更常见的方法是通过外侧切口，此时髌骨不从股骨滑车沟中移出。如果已经做了外侧切口，且需要将手术转化为 TKA，在这种情况下，外科医生就需要熟悉从外侧途径进行膝关节手术。与内侧切口相比，外侧切口一般更加垂直，并且稍短。外侧膝关节较内侧膝关节更加松弛，尤其要注意，不要用假体将外侧膝关节填装过紧。与内侧不同的是，股骨远端表面常有残存的软骨，因此在进行外侧 UKA 时，外科医生经常需要将软骨从股骨远端去掉，以此来平衡屈曲位和伸直位的关节间隙。外侧膝关节往往比内侧膝关节小，因此获得能够用于这个特殊系统的更小的假体非常重要。往往将股骨假体尺寸缩小，以避免与髌骨碰撞。股骨外侧髁一般比内侧髁更加垂直，因此股骨假体的放置往往比内侧假体更加垂直。有必要在外侧 UKA 时，对胫骨假体进行 10° ～ 20° 的内旋，这样可以更好地适应膝关节的"锁扣"机制。

三、围手术期并发症

1. 早期并发症

①下肢深静脉血栓形成（deep vein thrombosis，DVT）与肺栓塞：UKA 由于创伤小、恢复快，DVT 及肺栓塞发生率较 TKA 低。②疼痛：术后膝关节疼痛是 UKA 常见的并发症之一。目前文献报道，UKA 后疼痛缓解率为 90%～96%。除感染、假体松动、关节炎进展、应力性骨折等原因所致外，尚有部分关节疼痛难以找到明确的原因和有效的治疗办法。③感染：感染是 UKA 严重的并发症，直接影响手术的成败。目前由于有效抗生素的应用和无菌技术的提高，关节假体感染发生率较前明显降低。术前严密的筛查评估、术中严格无菌操作、术后有效抗生素的合理应用，是预防感染的有效方法。④骨折：术后应力性骨折是 UKA 一个比较常见的并发症。普遍认为减少胫骨截骨量、轻度外翻矫正畸形，保护内侧髁皮质骨以降低内侧髁应力集中，同时术后负重谨慎进行，以及减少假体植入时的栓孔数目和提高手术器械精确度，可以降低 UKA 后骨折发生率。

2. 晚期并发症

①加重对侧关节间室 KOA：UKA 仅对病变间室进行置换，对侧间室关节炎进展是其特有的并发症，是手术失败的主要原因之一。病例选择、假体设计、手术技术等任何环节的失误都可造成对侧关节间室退变，引起 UKA 失败。②无菌性假体松动：无菌性假体松动与胫骨假体下沉是 UKA 后常见的失败原因。假体无菌性松动和下沉常导致关节不稳、关节畸形再次出现或加重及关节肿痛。假体一旦发生无菌性松动和下沉，一般行一期 TKA 翻修。对于骨缺损可以用自体骨移植修复。③假体磨损和断裂：UKA 早期假体设计缺陷、聚乙烯衬垫过薄，导致假体磨损和断裂的并发症发生率高。假体发生疲劳性断裂不一定需要翻修，可以采取保守治疗，只有症状明显和关节不稳时才考虑翻修。

四、术后加速康复外科

近年来，患者术后加速康复外科（enhanced recovery after surgery，ERAS）理念日益受到学者们的关注。随着微创 UKA 技术的发展和成熟，UKA 更趋向于小切口，手术时间短，术中出血量少，术后功能恢复较快，患者住院时间短。Cross 等观察 105 例 UKA 患者后发现，对 UKA 患者使用一个稳定的多学科合作 ERAS 是安全和可行的。

参考文献

[1] MARMOR L. Unicompartmental knee arthroplast. Ten-to 13- year follow-up study. Clin Orthop Relat Res，1988（226）：14-20.

[2] KORT N P，VAN Raay J J，VAN HOM J J. The Oxford phase Ⅲ unicompartmental knee replacement in patients less than 60 years of age. Knee Surg Sports Traumatol Arthrosc，2007，15（4）：356-360.

[3] SANCHIS-ALFONSO V. Severe metallosis after unicompartmental knee arthroplasty. Knee Surg Sports Traumatol Arthrosc，2007，15（4）：361-364.

[4] SCOTT R D. Three decades of experience with unicompartmental knee arthroplasty：mistakes made and lessons learned. Orthopedics，2006，29（9）：829-831.

[5] BERGER R A, MENEGHINI R M, JACOBS J J, et al. Results of unicompartmental knee arthroplasty at a minimum of ten years offollow-up. J Bone Joint Surg Am, 2005, 87（5）: 999-1006.

[6] ALETO T, BEREND M, RITTER M, et al. Early failure of unicompartmental knee arthroplasty leading to revision. J Arthro-plasty, 2008, 23（2）: 159-163.

[7] FUMES O, ESPEHAUG B, LIE S, et al. Failure mechanisms after unicompartmental and tricompartmental primary knee re-placement with cement. J Bone Joint Surg Am, 2007, 89（3）: 519-525.

[8] PETER M, BONUTTI M D, SLIF D, et al. Unicompartmental knee arthroplasty: implant survival and risk factors for implant failure at 11-year follow-up. J Arthroplasty, 2008, 23（2）: 328-328.

[9] MARCACCI M, LACONO F, ZAFFAGNINI S, et al. Minimally invasive unicompartmental knee arthoplasty in varus knee. Knee Surg, 2004, 3（4）: 259-266.

[10] ACKROYD C E. Medial compartment arthroplasty of the knee. J Bone Joint Surg Br, 2003, 85（7）: 937-942.

[11] ROMANOWSKI M, REPICCI J A, HAMER C, et al. Minimally invasive unicondylar arthroplasty in the post-meniscectomy knee: Repicci knee. Sports Med, 2002, 10（4）: 253-259.

[12] KEENE G, SIMPSON D, KALAIRAJAH Y. Limb alignment in computer assisted min-imally invasive unicompartmental knee re-placement. J Bone Joint Surg Br, 2005, 88（1）: 44-48.

[13] PRICE A J, WEBB J, TOPF H, et al. Rapid recovery after Oxford unicompartmental arthroplasty through a short incision. J Arthroplasty, 2001, 16（8）: 970-976.

[14] INSALL J, AGLIETTI P. A five to seven- year follow-up of unicondylar arthroplasty. J Bone Joint Surg Am, 1980, 62（8）: 1329-1337.

[15] SHAKESPEARE D, JEFFCOTE B. Unicondylar arthroplasty of the knee--cheap at half the price?Knee, 2003, 10（4）: 357-361.

[16] EMERSON R H Jr, HANSBOROUGH T, REITMAN R D, et al. Comparison of a mobile with a fixed-bearing unicompartmental knee implant. Clin Orthop, 2002（404）: 62-70.

[17] PENNINGTON D W, SWIENCKOWSKI J J, LUTES W B, et al. Unicompartmental knee arthroplasty in patients sixty years of age or younger. J Bone Joint Surg Am, 2003, 85（10）: 1968-1973.

[18] BEREND K R, LOMBARDI A V Jr, MALLORY T H, et al. Early failure of minimally invasive unicompartmental knee arthroplasty is associated with obesity. Clin Orthop Relat Res, 2005, 440: 60-66.

[19] SVARD U C, PRICE A J. Oxford medial uricompartmental knee arthroplasty. A survival analysis of an independent series. J Bone Joint Surg Br, 2001, 83（2）: 191-194.

[20] SUGGS J F, LI G, PARK S E, et al. Function of the anterior cruciate ligament after unicompertmental knee arthroplasty: an in vitro robotic study. J Arthroplasty, 2004, 19（2）: 224-229.

[21] 古德费洛 . 牛津膝单髁关节置换术 . 郭万首, 译 . 北京: 人民军医出版社, 2012.

[22] 诺伯托·孔法洛涅里, 塞尔吉奥·罗马尼奥利 . 小假体在膝关节置换中的应用 . 郭万首, 曾意荣, 沈彬, 译 . 天津: 天津科技翻译出版有限公司, 2018.

[23] 周一新, 郭万首 . 部分膝关节置换术 . 北京: 人民卫生出版社, 2018.

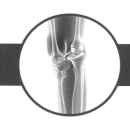

第四章

全膝关节置换术

第一节　全膝关节置换术概述

一、TKA 的发展历史及现状

KOA 虽然无明显致命性，致残率也低于风湿性或类风湿关节炎，但由于其患病率较高，因此是对老年人生活质量影响最大的一种OA。2018 版 OA 诊疗指南资料显示，我国膝关节症状性 OA 的患病率为 8.1%。与国外流行病学调查相比，国内 KOA 发病率明显高于髌骨关节炎，且呈现明显的地域差异，即西南地区及西北地区明显高于华北地区和东部沿海地区。从区域特征来看，农村地区膝关节症状性 OA 患病率高于城市地区。这一流行病学特点也充分反映了地域、性别与活动对 KOA 发病率的重要影响。《骨关节炎诊疗指南（2018 年版）》结合 OA 疾病特点提出了金字塔形的阶梯化分级治疗策略，将 KOA 的治疗分为基础治疗、药物治疗、修复性治疗和重建治疗 4 个层次，指导医生根据患者 OA 的不同程度进行相应治疗。TKA 适用于严重的膝关节多间室 OA，尤其伴有各种严重畸形时，其绝大多数远期疗效满意。TKA 后，20 年以上假体生存率超过 90%，可作为 KOA 晚期的终极有效治疗方法。TKA 需求在全世界每年都在快速增长，经过几十年的蓬勃发展，取得了很大进展。如今 TKA 已成为治疗晚期 OA 和类风湿关节炎等疾病最有效的方法，被大多数骨科医生认可。

1969 年，最原始的膝关节假体（多中心假体），其最难解决的问题是术后假体松动。1971 年出现的几何学假体，最大的亮点就是符合生物力学的要求去匹配关节，然而遗憾的是没能够解决假体松动的难题。1973 年，Insall 开创了人工膝关节发展的巅峰时刻，研制了全髁型假体，后来还改进并开发了旋转平台假体。接着 Insall 又发明了后稳定型假体，这是人类史上最能满足患者需要的膝关节假体之一。目前，临床常用的膝关节假体为非限制性假体，包括不保留 PCL 后稳定型假体、侧副韧带稳定型假体和保留 PCL 假体。Wang 等进行了一系列研究发现，临床效果并没有显著提高，认为后交叉保留型假体没有破坏 PCL，膝关节在屈曲时，股骨会向后方移动，从而增加了膝关节的活动度，而周围的韧带能把运动产生的应力抵消，使接触力明显下降。因此，要最大限度维持膝关节的稳定，降低假体 - 骨水泥 - 骨组织界面应力，PCL 必须保留；而不保留 PCL 后稳定型假体的研制是为了增加稳定性、减少假体间应力。通常不保留 PCL 后稳定型假体首选严重畸形及 PCL 有缺损的患者。

二、膝关节假体的分类及特点

目前，人工膝关节假体种类繁多。根据使用部位，可以分为单髁假体、双髁假体及三间室（全膝）假体。根据固定方式，可以分为骨水泥固定假体和非骨水泥（生物）固定假体。根据假体设计的限制程度，可以分为非限制性假体、部分限制性假体、高限制性假体和全限制性假体。

从固定方式来看，目前绝大多数患者选择的是骨水泥固定型人工关节。实践证明，只要使用得当，临床效果较为良好。非骨水泥固定假体的设计思想则是通过紧密压配和骨组织长入假体多孔层，达到生物固定的效果。使用这种假体对局部骨骼质量和术者的操作技术要求均较高，并且术后恢复时间较长。Park 等对比了 50 个同时行双侧 TKA 的患者（一侧行骨水泥固定，对侧行非骨水泥固定），长期随访后并未发现临床效果有显著性差异。但目前在临床上，骨水泥型假体仍然为主流。

通常来讲，膝关节假体的机械限制提供了假体的机械稳定性，但同时不可避免对术后关节活动度存在一定限制。一般来说，较少限制的假体可以获得更好的关节运动功能，而对关节稳定结构的完整及操作技术有更高要求。较多限制的假体在设计上提供了假体关节额外的机械稳定性，但因此可能会导致截骨较多和损失部分关节活动度，并且可能由于其限制性，导致假体与骨界面发生机械松动。

非限制性全膝关节假体以保留 PCL 假体（CR 假体）为代表，保留的 PCL 维持了假体植入后的后方稳定性，因而允许胫骨关节面趋向于大曲率的低限制设计，而获得更大的关节活动度（图 4-1-1）。CR 假体通常适用于 PCL 以及内、外侧副韧带功能完好的患者，同时不存在严重的内外翻或屈曲畸形。CR 假体能够有效保留膝关节的本体感觉，PCL 提供后方稳定，缓冲应力；并且提供后滚，使人工膝关节获得较好的屈曲度，更加贴合解剖形态。然而，CR 假体操作复杂，术中 PCL 平衡较困难，且 PCL 术后断裂或功能失效都将导致关节失稳。但是，对于年轻、关节稳定且结构完好的患者，CR 假体无疑是较为合适的选择，可望获得更大的术后关节活动度。

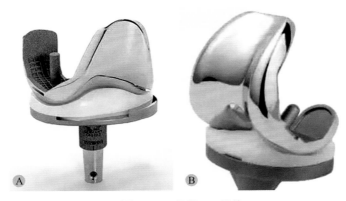

图 4-1-1　保留 PCL 假体

部分限制性膝关节假体以后稳定型假体（PS 假体）为代表，是指那些界于非限制性和高限制性之间的假体（图 4-1-2）。它是通过胫骨衬垫中央的凸轮立柱和相应的股骨髁间凹槽替代 PCL 的功能，以提供膝关节后方稳定性。该类假体的优点是适应证广，对于 PCL 功能不全或因膝关节屈曲挛缩无法保留 PCL 的病例无疑是最好的选择；此外，该类假体较 CR 假体更容易实现软组织平衡，术中暴露更加充分。其缺点主要包括伸直位时依赖股骨髁间盒来容纳衬垫的立柱，需要去除部分骨质，较 CR 假体有更多的切骨量，此外，部分限制性假体在过屈时可能导致股骨髁与胫骨假体后缘的撞击，而使关节活动度减小。

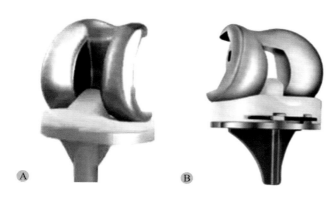

图 4-1-2　不保留 PCL 假体（PCL 替代型假体）

高限制性膝关节假体以髁限制性假体（constrained condylar knee，CCK）为代表，针对膝关节不稳定采用更高大的衬垫立柱和更匹配的股骨设计，以获得侧向和后方的稳定性。主要用于侧副韧带功能不全、伴有中度以上骨缺损或严重内外翻畸形（＞20°）的初次置换病例，以及使用非限制性或部分限制性假体初次置换失败后的翻修手术。该类假体胫骨部分的立柱更高、更宽，不仅能提供后方稳定作用，对假体的侧方移动也有一定的限制作用（图 4-1-3）。因此不可避免假体－水泥－骨界面之间的应力较大，立柱磨损及假体无菌性松动较其他类型假体更容易发生，其生存率也相应低于非限制性或部分限制性假体。

全限制性膝关节假体以铰链式膝关节假体为代表，此类假体的铰链设计提供了足够的机械稳定性，因而可应用于骨缺损严重、内外侧副韧带功能完全丧失的患者。对于膝关节肿瘤截除术后以及膝关节稳定性丧失的全膝翻修术，全限制性假体也是最为理想的选择。铰链式膝关节假体又可细分为旋转铰链型膝关节假体和全铰链型膝关节假体。前者有特殊的屈伸轴和旋转轴（图 4-1-4），提供完全的侧方稳定，适用于侧副韧带完全不能修复的病例；而后者在屈伸轴可以活动，提供全向的机械稳定。

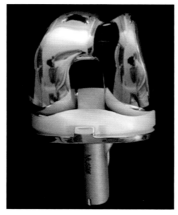
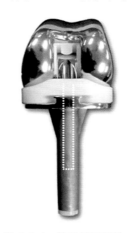

图 4-1-3　高限制性膝关节假体　　　图 4-1-4　旋转铰链假体

三、适应证与禁忌证

TKA 的目的是解除膝关节疼痛，改善膝关节活动度，矫正畸形。虽然目前关于 TKA 适应证没有统一标准，但通常认为，由 OA、类风湿关节炎等一些非感染性关节炎导致的膝关节疼痛、功能障碍或畸形经保守治疗无效后，可行 TKA。由于膝关节假体有使用寿命，因而该手术通常适用于年龄大、活动少的患者。但对于患有全身性关节炎的年轻患者，往往多个关节受累，功能严重受限，长期忍受疼痛是不合理的，也可以积极考虑行 TKA。若患侧髋膝关节同时受累，则建议优先行髋关节置换。同时，患者的 BMI、神经肌肉状况及血管状况，也是行 TKA 需要考虑的重要因素。评价患者的膝关节条件，是确定 TKA 适应证的重要因素，需综合考虑症状、疾病类型、功能和严重程度。

禁忌证包括膝关节或其他部位最近或既往有过感染，伸膝装置不连续或有严重功能障碍，继发于肌无力的膝关节反屈畸形等。TKA 的相对禁忌证包括年轻、过度肥胖、手术耐受力差及有较严重的糖尿病、心肺功能不全患者。

四、术前评估及计划

TKA 是较大的关节重建手术，术前评估是否详尽和正确，将直接影响手术过程及术后功能恢复。与其他手术比较，术前除常规进行患者心理、手术耐受力评定外，手术难度的评估也是必不可少的一个重要环节。接受人工膝关节置换的患者，因原发疾病、病期和既往治疗等因素差异，临床表现不尽相同，尤其是类风湿关节炎和严重强直性脊柱炎的患者，晚期呈现的各种畸形，如膝关节严重屈曲挛缩、半脱位、关节强直、肌肉萎缩、骨质缺损及严重的骨质疏松等，都会给手术带来很大的困难。临床医师必须在术前对此有充分的思想准备和技术准备，才能保证手术的顺利完成，避免各种并发症的发生，达到让患者早日康复的目的。人工膝关节置换术术前评估主要包括以下几个方面。

1. 膝关节活动范围

膝关节无论是屈曲受限，还是屈膝挛缩，都会不同程度妨碍手术操作，定位器械不能正确安置，使得胫骨平台、股骨后髁截骨及关节囊后方骨赘清除变得十分困难。轻度屈膝挛缩（＜30°）十分常见，对手术操作的影响较小（图 4-1-5）。严重屈膝挛缩多见于类风湿关节炎患者，其固定性膝关节屈曲挛缩在 90° 以上，多伴有膝内、外翻或旋转畸形，或因前、后交叉韧带的破坏而导致的胫骨平台向后移位或半脱位。由于受到侧副韧带、交叉韧带起止点及不同胫骨平台截骨面松质骨强度变化的限制，单纯采取多切除胫骨、股骨骨质，不能完全解决屈膝挛缩畸形，而更主要依靠后关节囊松解手术，甚至腓肠肌、腘绳肌、腘窝筋膜的彻底松解，手术难度明显增加，且术后容易发生神经、血管牵拉伤及屈膝挛缩复发。

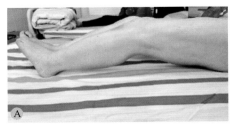 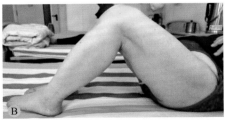

图 4-1-5　膝关节活动受限（屈曲 15°～90°）

2. 关节畸形

冠状位上，主要指膝内、外翻畸形（图 4-1-6）。患者下肢力线不正常，同时伴有关节不稳。人工膝关节置换的目的是恢复下肢力线，平衡周围软组织，重建关节稳定性。对于严重内、外翻畸形的手术难度也随之加大，关键在于软组织平衡。

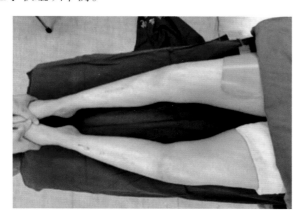

图 4-1-6　双膝关节内翻畸形（内翻约 20°）

轴位上，主要指膝关节旋转畸形。在人工 TKA 过程中，股骨假体和胫骨假体的旋转对线是影响膝关节功能和假体寿命的一个重要因素。如果使用轴向旋转低限制性假体，旋转对线不良可能导致膝关节半脱位、聚乙烯衬垫磨损加速和断裂。且胫骨和股骨假体之间的旋转对线不良影响着髌骨稳定性和功能。胫骨假体过度外旋，将使髌骨半脱位危险性增高和髌骨外侧过度磨损。相反，过度内旋也会导致髌骨轨迹异常。

人工膝关节置换过程中，股骨和胫骨的旋转对线分别由股骨和胫骨的骨性标志决定。对于股骨，股骨内外上髁轴是最常用的参考轴，胫骨假体旋转则主要根据胫骨结节内 1/3 来确定。不过到目前为止，对于胫骨假体旋转定位于胫骨结节内 1/3 没有任何文献提供相应的理论和实验数据支持，只是凭借经验确定。

3. 影像学评估

术前膝关节 X 线检查包括站立位前后位片、侧位片和髌骨轴位片及下肢全长片（图 4-1-7）。通过 X 线片仔细观察关节缘骨赘和后关节囊游离体的生长情况，前者能影响术中膝关节内外侧韧带的平衡，有时也会让术者对截骨面的真实大小产生错觉。关节囊后方骨赘、游离体能影响术后屈膝功能。下肢全长前后位片有利于判断下肢的力线轴，发现胫骨弯曲情况，决定采用胫骨髓内定位或髓外定位。通过膝关节侧位片可以发现高位髌骨及膝关节后侧间室骨赘的存在，而髌骨轴位片可判断髌骨磨损程度、厚薄及是否有半脱位的情况存在。术前使用假体模板测量有利于判断假体大小和骨缺损的程度，便于术中选择使用。

在所有术前 X 线评估的内容中，评估手术侧下肢力线是最为重要的内容之一。与人工全髋关节置换术不同，人工膝关节置换术对下肢的力线要求很高。前者可容许 5°～ 10° 甚至 20° 的误差，而后者有 5° 的误差就能明显影响手术效果，10° 的误差有可能导致灾难性后果。目前一致认为，人工膝关节置换术后膝关节应外翻 5°～ 7°，误差不超过 2°，股胫角应为 174° 左右。

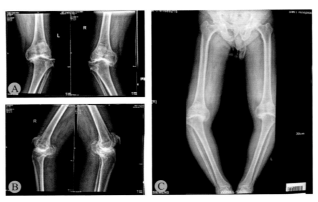

A. 双膝关节前后位片；B. 双膝关节侧位片；C. 下肢全长 X 线片。

图 4-1-7　双膝关节前后位片、侧位片及下肢全长 X 线片

4. 骨质缺损

膝内翻、膝外翻导致胫骨髁和股骨髁破坏缺损、囊性变、单侧髁发育不良、平台塌陷等，严重者引起膝关节周围软组织附着点骨结构强度减弱，支撑假体的骨质减少，如果不能很好解决，则术后易出现应力集中、假体松动现象。骨质缺损修复可采用骨水泥充填、植骨、组合式假体和定制假体等方法，也可以根据病变程度及术者经验，在合理评估基础上，术前做好适当的选择和准备工作，尤其是必要的手术器械及假体的准备。

膝内翻畸形时常常发生胫骨平台前内侧缘骨缺损，而膝外翻畸形时常常发生胫骨平台后外侧缘骨缺损（图 4-1-8）。目前，临床上将胫骨平台骨缺损分为包容型骨缺损和非包容型骨缺损，非包容型骨缺损又进一步分为倾斜型骨缺损和垂直型骨缺损，根据不同的缺损类型，设计术中截骨，修整后植骨，有利于在人工膝关节置换实践中指导处理骨缺损问题。

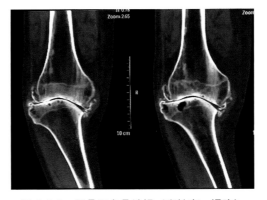

图 4-1-8　胫骨平台骨缺损（囊性变、塌陷）

股骨髁存在的骨缺损，易使常规截骨中参考的解剖轴线位置发生改变，需要考虑术中如何准确截骨，才能恢复膝关节正常生物力学特性。例如膝关节外翻畸形，常有股骨外侧后髁发育小或有严重破坏，股骨前端截骨时如果仍以股骨后髁轴外旋3°，可能造成很大的误差。术中综合参考股骨内外上髁轴或股骨前后轴（AP 轴或 Whiteside 轴），可以更准确地达到膝关节矩形间隙和屈伸平衡，使髌骨轨迹达到最佳。又如对胫骨平台存在的轻度骨缺损，仍可以胫骨平台最低点为参考进行胫骨截骨，而在缺

损较大的情况下就要考虑以胫骨平台最高点为参考进行截骨。不同公司的膝关节手术器械中的胫骨平台截骨指示器兼有两种标志功能，便于术中根据具体情况选择使用，有利于术后恢复关节线高度，减少髌骨并发症的发生。

5. 局部软组织条件

在人工膝关节置换患者中，有许多类风湿关节炎病例，多伴皮肤抵抗力低、愈合能力差（图 4-1-9）。激素、环磷酰胺、青霉胺等免疫抑制剂的使用，使术后感染率明显升高。另外，膝关节皮肤的血供特点是从外向内垂直于膝正中切口方向供应，手术切口常常会造成切口外侧皮肤的血供不足，氧张力下降，因此操作要轻柔，爱护皮肤，缝合时不要过度钳夹皮肤，防止皮缘坏死。对于既往有膝关节手术史的患者，尽量采用原切口，以免切口间皮肤因血供不佳而坏死，影响伤口软组织覆盖，增加感染机会，影响康复锻炼和功能恢复。

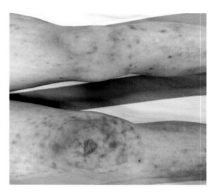

图 4-1-9　膝关节区软组织条件差

第二节　不保留后交叉韧带假体膝关节置换术

21 世纪以来，膝关节表面置换术在手术技术、假体设计、制作工艺等方面均有明显的改善和提高，已经成为解决终末期膝关节疾病的金标准。术后患者膝关节疼痛可明显缓解，下肢力线可得到纠正，生活质量大幅提高。不保留 PCL 假体（PS 假体）在术中需要完全切断前后交叉韧带，利用假体的中柱 – 横杆机制来替代交叉韧带，起到稳定膝关节、提供胫骨后滚的作用。PS 假体在手术操作方面较保留 PCL 假体（CR 假体）更为简单，适合初学者入门，在国内使用的范围更广。

一、适应证和禁忌证

适应证：老年重度 KOA、风湿性关节炎、痛风性关节炎、创伤性 OA、大面积的膝关节软骨坏死等。

禁忌证：包括全身禁忌证和局部禁忌证。全身禁忌证主要指患者身体状况不能耐受手术，例如合并严重疾病，包括冠心病、呼吸衰竭等严重内科疾病；高血压和糖尿病患者，如果近期血压和血糖控制不佳，也不建议行择期关节置换手术。局部禁忌证：主要涉及患侧膝关节，包括活动性膝关节感染（红细胞沉降率、C 反应蛋白明显升高，慢性骨髓炎急性发作）、下肢血管病变（新发深静脉血栓、严重脉管炎）和严重的神经系统病变（帕金森病等）。膝关节稳定性丧失（例如侧副韧带完全断裂无法修复）的患者也不适宜用 PS 假体。

二、术前准备

术前详细采集病史，仔细检查患侧膝关节情况，包括关节红肿情况、局部皮肤破溃情况及膝关节内外侧副韧带完整性和张力等情况。除需要拍摄患侧的膝关节正侧位 X 线片外，还需要拍摄双下肢全长 X 线片，以便术中更好地确定股骨外翻角和下肢力线，预估假体类型及型号。

除常规术前实验室检查及影像学检查外，还要重点进行心电图、心脏彩超、高敏肌钙蛋白、脑钠肽等检测评估心脏功能；血气分析及肺 CT 评估肺功能；颈动脉彩超及头颅 CT 评估脑血管意外的危险因素；下肢血管彩超评估下肢血管功能及深静脉血栓的发生风险。

三、手术技术

1. 体位

给予患者常规椎管内麻醉结合下肢神经阻滞麻醉，术前半小时输注抗生素预防感染。手术采用平卧位，气压止血带置于大腿根部，尽量减少术中充气时间。患肢整体消毒，铺无菌单，足部戴手套，裸露皮肤区贴无菌贴膜。

2. 入路

采用膝前正中纵行切口，自髌骨上方 6 ～ 10 cm 开始，向下至胫骨结节下 1 ～ 2 cm。切口近端在股骨干中轴，中段在髌骨中内 1/3，远端位于胫骨结节内侧（图 4-2-1），切开皮肤、皮下组织及深筋膜，在筋膜下方向两侧游离皮瓣并牵开，显露股四头肌肌腱、髌骨及髌韧带止点。常用入路为髌旁内侧入路（图 4-2-2）。在股内侧肌边缘切开股四头肌肌腱，沿髌骨内侧向下，剥离髌韧带止点的内 1/3，将髌骨向外翻转（图 4-2-3）。

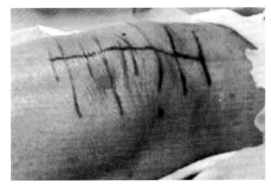

图 4-2-1　TKA 皮肤切口

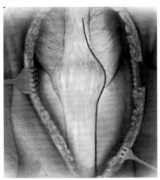

图 4-2-2　髌旁内侧入路

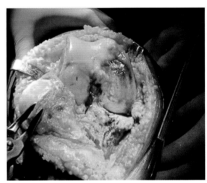

图 4-2-3　向外翻转髌骨

切除部分髌下脂肪垫、半月板并切断 ACL，切除膝关节增生的滑膜及前方骨赘，去除髌骨周缘增生骨赘，摆锯修整髌骨各关节面至平整（图 4-2-4）。再将胫骨向前方拉出脱位，切除剩余半月板，在关节面以下 1 cm 处行软组织松解，内侧至胫骨内后角（2 点处），外侧至中部（9 点处）。对于内翻 > 15° 畸形者，可在骨膜下剥离 MCL 深层及鹅足，并切除胫骨平台增生骨赘。对于严重内翻畸形，可行半腱肌延长松解。对于外翻畸形者，可在 Gerdy 结节处松解髂胫束，如果需要进一步松解，可在屈膝 90° 位于股骨止点处骨膜下掀起外侧副韧带及腘肌腱。如果患者膝关节屈曲畸形 > 25°，行后关节囊股骨、胫骨端剥离，切断 PCL 后，选用后稳定型假体及切开部分后关节囊来完成。

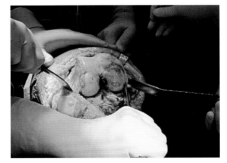

图 4-2-4　切除骨赘

3. 截骨

术者可选择先行股骨截骨或胫骨截骨。先行股骨截骨的优势在于能更好地显露胫骨。股骨截骨一般采用髓内定位，首先在股骨髁间窝之 PCL 止点前方 0.5 ～ 1.0 cm 处钻孔（图 4-2-5），扩孔后插入足够长度的 T 形导向杆及远端截骨导向器，导向杆方向应通过股骨干峡部，避免杆的偏斜（图 4-2-6）。股骨远端外翻角通常选择 5°～ 7°。随后安装截骨导向板截骨（图 4-2-7），用摆锯完成股骨远端截骨（图 4-2-8）。

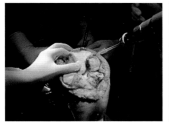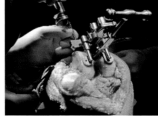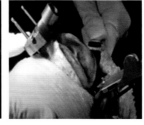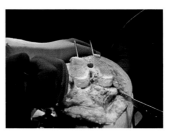

图 4-2-5 股骨侧髓内定位钻孔　　图 4-2-6 安装股骨远端截骨　　图 4-2-7 安装截骨导向板　　图 4-2-8 完成股骨远端截骨
　　　　　　　　　　　　　　　　　　　　导向器

再行胫骨近端截骨。胫骨近端截骨一般采用髓外定位。将胫骨向前拉至半脱位，安置胫骨髓外定位器。调整定位杆，使其与胫骨平台髁间隆起中心、胫骨干和踝穴中心成一直线（图 4-2-9）。调整胫骨截骨后倾，根据假体不同要求选择相应后倾角度。确定截骨厚度，固定胫骨截骨板（图 4-2-10），完成胫骨近端截骨。

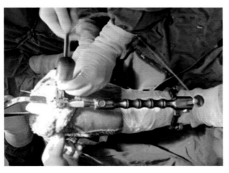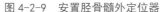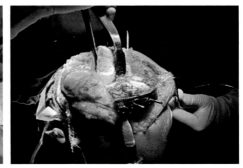

图 4-2-9 安置胫骨髓外定位器　　　　　　图 4-2-10 固定胫骨截骨板

测量股骨大小，通常采用后参考系统。将抱髁板两后爪紧贴两股骨后髁放置固定，同时将合适大小的股骨髁双孔定向板插在抱髁板上，该定位板分左右，有中立位和外旋 3°位 2 种，抱髁板上测量钩应放在股骨前外侧皮质处，旋紧旋钮，测出合适股骨假体大小的型号（图 4-2-11）。确定假体大小后，还要确定股骨假体合适的旋转对线。目前临床上常用的方法有 4 种：① Whiteside 线；②经内外上髁连线；③依据后髁连线外旋 3°；④间隙平衡法。经内外上髁连线垂直于 Whiteside 线，并与股骨后髁连线一般成 3°（图 4-2-12）。因此通常情况下选用后髁连线外旋 3°即可。通过股骨髁定向孔钻孔（3°外旋），安装相应大小的股骨髁四合一截骨板（图 4-2-13），行前后髁及斜面截骨。如果行后稳定型假体置换，则需行髁间截骨（图 4-2-14）。

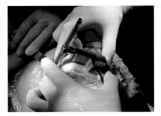
图 4-2-11　测量股骨大小

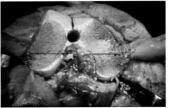
图 4-2-12　经内外上髁连线
垂直于 Whiteside 线

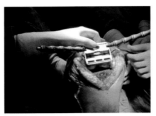
图 4-2-13　安装股骨髁
四合一截骨板

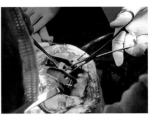
图 4-2-14　髁间截骨

安装假体试模，检查试模与截骨面贴合性（没有明显的间隙），检测下肢力线情况和关节稳定性及韧带张力（图 4-2-15）。测量胫骨托大小（图 4-2-16），检查胫骨假体的旋转对线，一般情况下，胫骨假体的中心位于胫骨结节中内 1/3 处。屈伸膝关节并判断髌骨轨迹（no thumb test 试验，即无拇指试验，屈伸膝关节时，术者无须用手指按压髌骨，髌骨即与股骨试模贴合良好，并且无髌骨脱位现象）。固定胫骨托试模，钻孔，完成胫骨侧的准备（图 4-2-17）。

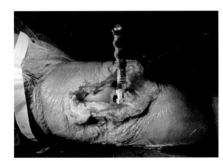
图 4-2-15　安装假体试模，检查韧带张力

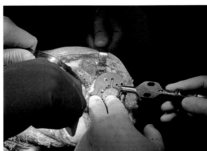
图 4-2-16　测量胫骨托大小

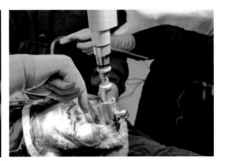
图 4-2-17　胫骨侧钻孔

4. 安装假体

气压止血充气，脉压冲洗器冲洗关节腔及截骨面，并拭干截骨面。调骨水泥至面团期，极度屈膝位植入胫骨假体（图 4-2-18），屈膝 90° 位植入股骨假体（图 4-2-19），安置胫骨平台衬垫（图 4-2-20）。去除多余骨水泥，检查膝关节的活动度及稳定性，伸直膝关节等待骨水泥固化。

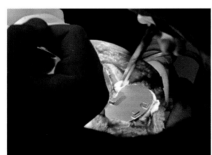
图 4-2-18　植入胫骨假体

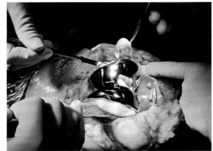
图 4-2-19　植入股骨假体

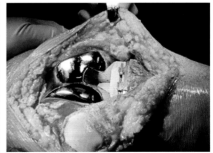
图 4-2-20　安置胫骨平台衬垫

5. 关闭切口

关闭切口时应注意胫骨结节处的缝合，要求缝合严密，避免术后关节腔积液渗出。关节腔内使用

氨甲环酸，可以减少术后隐性失血。不必要常规放置引流管，可降低术后感染风险。弹力绷带包裹整个下肢，有利于止血、消肿和预防深静脉血栓形成。

四、术后处理及康复

术后 24 小时，静脉注射抗生素用于防止感染。术后早期阶段给予多模式镇痛，有利于恢复股四头肌功能，防止伸肌机制丧失。术后当天即开始股四头肌等长收缩练习、直腿抬高锻炼和关节活动锻炼。住院期间使用低分子量肝素或利伐沙班预防血栓。除非有血栓风险或出血风险，多数患者术后需继续服用利伐沙班 4 ～ 6 周。

术后康复方案。①术后 1 ～ 2 天：卧床；消肿止痛；踝部、足趾的主要活动；股四头肌、腘绳肌、臀肌的等长收缩；直腿抬高；膝关节被动屈伸活动训练。②术后 3 ～ 7 天：膝关节主动活动；床上活动练习（翻身、坐起、移动、坐到床边）；CPM 机训练，从 0° ～ 45° 开始，每天增加活动度 10°；术后第 3 天开始站立练习。③术后 1 ～ 2 周：部分负重行走训练（四脚拐→肘拐→手杖）；股四头肌、腘绳肌渐进性肌力训练；膝、髋、踝协同训练；腘绳肌牵伸，防止屈曲挛缩；股四头肌被动牵伸，增加膝的屈曲度。④术后 3 周以上：增加肌力，步态练习（行走速度、耐力、楼梯、坡度）；日常生活活动能力训练；功能训练及重归社会。

五、重要提示

（1）手术操作过程中，骨赘的去除尤其重要，应在韧带松解前完成，顺序不可倒置，以免松解韧带后再去除骨赘导致松解过度的现象发生。

（2）与 PCL 保留型假体不同的是，后稳定型关节置换术中需要切除前后交叉韧带，增加了股骨髁间截骨步骤，使髁间间隙能容纳假体的凸轮 - 立柱结构（cam-spine）。PCL 切除后，膝关节后方骨赘的清除及后关节囊的松解变得更方便，其软组织平衡较 PCL 保留型假体更容易。

（3）基于 PCL 的功能，PS 假体在切除 PCL 后屈伸间隙的变化是不一致的，这点在截骨、韧带松解及假体型号的选择中均应引起注意。为达到屈伸间隙相等的目标，有两种方法可选择：①扩大伸膝间隙，即股骨远端追加 2 mm 的截骨量，以取得屈伸间隙平衡，这样会导致关节线抬高 2 mm，在有屈曲挛缩的畸形中，关节线升高量会更大。②减小屈曲间隙，即股骨假体增加 1 号，以缩小屈曲间隙，这样有可能导致股骨远端内外髁超覆盖现象。

第三节　保留后交叉韧带假体膝关节置换术

膝关节置换术已经成为 20 世纪骨科领域最成功的手术之一，被誉为 20 世纪骨科发展史上重要的里程碑。然而，部分临床问题仍存在一定争议，其中之一就是保留与不保留 PCL 假体的选择问题。保留 PCL 假体（CR 假体）由于功能的优越性，近年来使用数量呈上升趋势。与后稳定型假体（PS 假体）相比，其手术操作有特殊性，在患者的选择及手术技术等方面要求更加苛刻。

一、CR 假体的特性

1. PCL 的功能

①限制胫骨相对股骨后移（95% 限制力）。②维持屈膝间隙。③对内外移位、内外翻、轴向旋转起稳定作用。④参与本体感觉。⑤吸收作用于假体上的应力。⑥屈曲时，前外侧束紧张；伸直时，限制反张、参与扣锁。

2. CR 假体的优势

①减少髁间自体骨截骨；②保留本体感受骨器；③等量截骨恢复关节线和后髁偏心距，接近自然状态；④保留了后交叉韧带的应力传导功能，可以避免向假体固定界面传递不良剪切应力的风险；⑤避免立柱磨损或断裂的风险。

3. CR 假体的局限性

①手术难度高；②对软组织平衡要求高（内、外、后 3 根韧带）；③容易出现股骨髁相对胫骨的反常前移；④对后髁截骨要求高（屈曲间隙）；⑤存在 PCL 术后损伤、术后退变以及断裂的风险。

二、适应证和禁忌证

符合人工膝关节置换手术指征，但又满足下列条件者，更适合行 CR 假体置换术：① PCL 完整；②年纪相对较轻，对于术后本体感觉和运动功能要求较高；③ BMI < 30 kg/m^2。

禁忌证除 PS 假体的禁忌证外，类风湿关节炎及膝关节严重畸形者不宜行 CR 假体置换术，术中探查膝关节 PCL 松弛或断裂者，不能行 CR 假体置换术。

三、手术技术

1. 体位

患者常规取仰卧位，麻醉可采用硬膜外麻醉或全身麻醉，结合患肢神经阻滞麻醉。尽量将止血带靠近大腿近段绑扎固定。消毒范围为从止血带向下包括足部在内的整个下肢。足部在消毒以后建议用 1 只无菌手套套上，或者用无菌手术贴膜包上，以利于手术时能够清楚辨认踝关节解剖标志。

2. 入路

采用前正中切口髌旁内侧入路（图 4-3-1），操作步骤及要点如下。①膝前正中皮肤切口；②股四头肌肌腱中内 1/3 纵向切开；③保留髌骨内缘 0.5～1.0 cm 软组织；④骨膜下整体剥离膝关节内侧软组织；⑤向外翻转髌骨；⑥清理股骨髁上方关节囊、脂肪；⑦咬除骨赘、切除增生滑膜；⑧切除外侧半月板前角，切断 ACL 胫骨附着点。

3. 截骨

股骨截骨采用髓内定位方法，在股骨髁间窝 PCL 止点前方 0.5～1.0 cm 处钻孔，随定位杆的置入深度达到股骨近端，国内临床上股骨外翻截骨建议选择 6° 外翻，安装股骨远端截骨导板，使股骨远端截骨面形状似蝴蝶。通过后参考股骨型号测

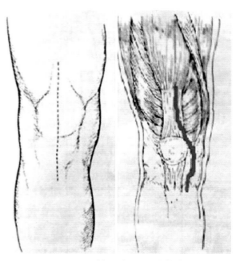

图 4-3-1 前正中切口髌旁内侧入路

量器测量股骨髁假体型号，常规依照股骨后髁连线外旋3°进行截骨，并选择相应的四合一截骨模块进行股骨前后髁及前后斜面截骨（图4-3-2）。

　　胫骨近端的截骨建议采用髓外定位系统，同股骨远端截骨一样，在冠状位上，理想的胫骨平台截骨平面应垂直于胫骨机械轴。在冠状位上通过胫骨平台中心与踝关节中心形成胫骨机械轴线，胫骨平台垂直于该机械轴线进行截骨。胫骨平台的中点参照胫骨结节内1/3处；踝关节真正中心是距骨上关节面的中点，体表的位置即在内外踝尖中心偏内侧5～10 mm处。

　　有关胫骨截骨的后倾角度大小存在一些争议。虽然很多文献报道称，正常的胫骨平台骨性结构存在5°～10°后倾，由于假体的聚乙烯垫片一般都带有3°后倾角度，因此很多做PS假体的术者建议后倾3°截骨。然而，使用CR假体也需要一个相对大一些的后倾角，因为增大的胫骨平台后倾角会有效防止由于缺少ACL导致的膝关节反常前移（Seesaw现象）。因此，建议胫骨平台进行5°～8°的后倾截骨。实际操作中常常使用髓外定位力线杆在矢状面上与胫骨嵴平行，在冠状面上采用远端三横指、近端两横指的方法确定后倾角（图4-3-3）。

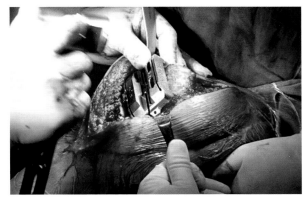
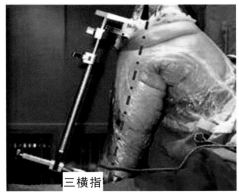

图4-3-2　股骨远端四合一截骨模块外旋3°截骨　　　　图4-3-3　胫骨近端髓外定位截骨

　　建议参照胫骨外侧平台中点，向下进行9 mm厚度的截骨（要考虑锯片及摆动厚度），后安装同样厚度的聚乙烯垫片。在平台截骨时，为保护PCL的完整，可在PCL胫骨止点的前方钉入1枚骨圆针，以阻挡对PCL止点的损伤。胫骨平台截骨完成后，撑开器撑开屈膝间隙，用弧形骨刀清理股骨后髁残留骨赘，并切除残留半月板（图4-3-4）。

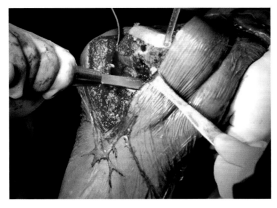

图4-3-4　清理股骨后髁残留骨赘

保留 PCL 后，关节间隙因韧带松解而增加有限，尤其是屈膝间隙。由于不会出现使用 PS 假体时截骨后屈曲间隙增大的情况，股骨远端无须追加截骨，这样就保持了关节线的位置，这也正是选择 CR 假体的初衷之一。由于 PCL 的存在，屈膝间隙较 PS 假体小，则术者面临的选择是：①选择小一号股骨假体，保证屈膝位股骨后髁的截骨量；②增加胫骨平台后倾角保证屈膝间隙，此时应注意保护 PCL 胫骨侧止点不被截骨时损伤。

4. PCL 的处理

切除 ACL，去除股骨髁间窝的骨赘与瘢痕（图 4-3-5）。必要时轻轻拉开 PCL，去除其后方的瘢痕与骨赘，尽量保留 PCL 的外膜，并测试 PCL 的张力。

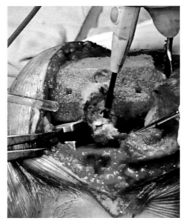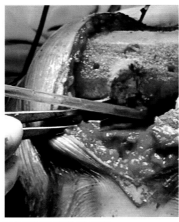

图 4-3-5　切除 ACL，去除股骨髁间窝的骨赘

当出现 PCL 紧张时，应首先判断造成 PCL 紧张的原因，是股骨后髁截骨过少还是平台后倾不够，抑或 PCL 本身的紧张。对于畸形及骨赘增生明显的病例，PCL 紧张还可由股骨髁间窝大量增生的骨赘填充导致。这种情况下，首先去除髁间窝增生的骨赘，PCL 即可得到有效的松解。如果 PCL 仍紧张，多为屈曲位紧张，确认 PCL 后方骨赘清理干净后，可自股骨侧松解 PCL 前束。如果后倾角不大或 PCL 止点完整，此时的屈膝间隙紧张可通过增加后倾角来调整。还有一种情况是伸直位松紧度适宜，而屈膝紧张，这与股骨后髁截骨不足有关，解决的方法是选择小一号股骨假体，在股骨前方截骨不变的情况下增加后方截骨。

5. 试模测试

截骨完成后，测量屈伸间隙大小，并进一步进行软组织平衡。测试满意后，可植入试模，检测试模与截骨面贴合度、软组织平衡、假体的旋转对位、下肢力线和髌骨轨迹等情况（图 4-3-6）。试模测试完成后，测量胫骨平台的大小，并在导向器下制作胫骨底托固定孔和槽。

由于 PCL 止点位于膝关节中线的内侧，应属于内侧稳定结构，膝内翻时常常发生挛缩，而膝外翻时常常发生拉伸。紧张的 PCL 会导致屈膝时发生股骨髁过度后滚，出现平台前脱位或垫片翘起的"翻书现象"。Richard Scott 介绍了一种 PCL 紧张度测试方法，即"拉出 - 翘起"试验（pull-out/lift-off，POLO 试验）。拉出试验用于测试 PCL 是否松弛，如果 PCL 松弛，则拉出试验可将平台向前拉出脱位。拉出后，可以同时做推进试验，同样测试 PCL 松弛度。翘起试验用于测试 PCL 是否紧张，屈膝

80°～90°，如果 PCL 过度紧张，由于股骨髁对垫片后方的挤压可造成垫片前方翘起现象。松弛的PCL 可用加厚垫片来补偿，紧张的 PCL 则需要进行松解。

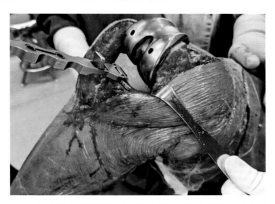

图 4-3-6　安装假体试模测试下肢力线、膝关节活动度及稳定性

6. 假体植入

脉冲冲洗器彻底冲洗关节腔及截骨面，并拭干截骨面。假体植入顺序：先植入胫骨底托，再植入垫片，最后植入股骨假体（图 4-3-7，图 4-3-8）。胫骨假体植入时，极度屈曲膝关节，保证小腿和踝关节垂直于地面，避免敲击时假体倾斜。股骨侧假体植入时需要贴紧前方皮质，避免假体出现后倒，股骨后方骨水泥应该完全刮出，避免骨水泥残留导致术后膝关节屈曲功能障碍。保持膝关节伸直位，待骨水泥凝固（图 4-3-9）。冲洗创面，逐层缝合，关节腔注入止血药，不常规留置引流管。

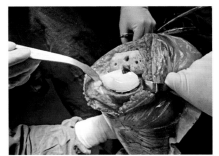 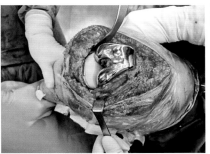 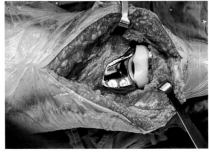

图 4-3-7　植入胫骨底托及垫片　　　图 4-3-8　植入股骨假体　　　图 4-3-9　膝关节伸直位等待骨水泥凝固

四、术后处理及康复

术后 24 小时内静脉注射抗生素用于防止感染。住院期间使用低分子量肝素或利伐沙班预防血栓，至少 2 周以上。术后当天即开始股四头肌等长收缩练习、直腿抬高锻炼和关节活动锻炼。术后第 2 天开始膝关节主动活动；床上活动练习（翻身，坐起，移动，坐到床边）；CPM 机训练，从 0°～45°开始，每天增加活动度 10°（图 4-3-10）。术后第 3 天开始助行器辅助下地康复活动，循序渐进增加日常生活活动能力训练。

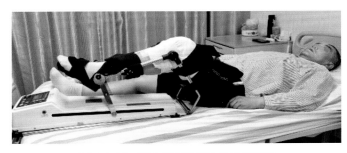

图 4-3-10　膝关节 CPM 机功能康复训练

五、重要提示

（1）保留 PCL 使得屈膝间隙可调幅度减小，手术操作要求较高，1～2 mm 的截骨不当即可影响 PCL 的紧张度。

（2）胫骨平台后倾角度不易把握，截骨时经验不足易损伤 PCL 止点，10 mm 厚的胫骨截骨会导致 PCL 止点完全切除。

（3）选择使用 CR 假体时，由于 PCL 的存在，软组织平衡对屈伸间隙的可调范围减小，截骨操作对屈伸间隙的调节作用增强。

第四节　特殊情况下的膝关节置换术

一、严重膝内翻畸形的处理

KOA 伴膝内翻畸形是临床较常见的膝关节畸形，由于患者对疾病的重视程度不够、惧怕手术治疗、经济条件较差等原因，就诊时间普遍较晚，导致严重膝内翻畸形的形成（图 4-4-1）。常见的膝内翻畸形形成原因包括胫骨畸形、胫骨内侧平台骨缺损、股骨及胫骨骨赘形成导致内侧软组织紧张和膝关节内侧软组织挛缩。

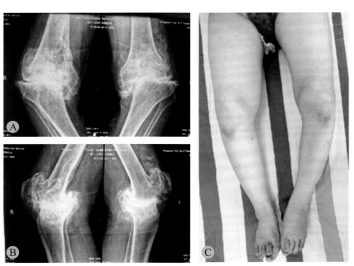

图 4-4-1　严重膝内翻畸形 X 线片及外观

1. 膝内翻畸形发生的机制

（1）韧带改变：包括 MCL、后内侧关节囊、PCL 及半膜肌、半腱肌等肌腱挛缩或粘连，严重者可导致外侧韧带结构拉长、外侧关节间隙增宽及股胫关节移位。由于 MCL 的挛缩，胫骨常处于内旋位。

（2）骨性结构改变：包括内侧关节间隙破坏、平台塌陷、内侧关节边缘骨赘增生等。髌骨则因力线的改变而发生半脱位、髌股关节磨损及关节边缘骨赘增生。要注意，膝内翻并非单纯冠状面上的内翻成角，而是包括内翻、内旋以及屈曲挛缩在内的整个三维结构的改变。

膝内翻在术中矫正畸形前，首先要弄清下列 4 点问题：第一，是否合并胫骨内旋；第二，是否合并屈曲挛缩；第三，是否合并内侧平台缺损；第四，是否合并外侧结构拉伸。

上述病变大体随着膝内翻的严重程度而序贯出现，膝内翻由于内侧结构应力及炎症等原因产生疼痛，微屈膝关节可以减轻后内侧结构的应力而缓解疼痛，长期发展会导致不同程度的屈曲挛缩。但骨关节病的屈曲挛缩大都不超过 30°，矫正并不难。同时，膝内翻畸形发生后，由于膝关节后内侧结构的挛缩，常常导致屈曲挛缩及胫骨内旋的发生。胫骨发生内旋后，由于行走及步态的需要，患者需要外旋整个下肢以保证双足的方向。因此，在站立位时，胫骨是相对内旋的，但整个下肢是外旋的。在站立位摄片时，畸形越重，冠状位 X 线片参考价值越低。胫骨内旋和屈曲挛缩常常造成内翻角度增加的假象，此时不可在 X 线片上规划截骨角度及截骨量，因其内翻角度中有屈曲挛缩及胫骨旋转的成分。须在术中充分松解内侧结构，将胫骨内旋及屈曲挛缩纠正后再进行定位及截骨。长期的屈曲及内翻应力，导致平台内侧后方磨损，严重者发生骨缺损及平台后内侧角断裂，游离骨块粘连在 MCL 上。缺损导致内翻进一步加重，逐渐出现外侧软组织结构拉伸及外侧不稳。

2. 膝内翻的分型及处理原则

临床常见的膝内翻包括内翻＜ 10° 的轻度内翻畸形和内翻＞ 20° 的重度内翻畸形。对于轻中度的内翻畸形，通常通过清除内侧的骨赘和常规的软组织松解即可纠正。Krackow 将膝内翻分为 7 种类型，表 4-4-1 详细介绍了不同畸形来源的特征及处理原则。

表 4-4-1　Krackow 膝内翻畸形的分型及处理原则

分型	特征	处理方法
Ⅰ型（单纯骨质丢失型）	胫骨侧骨质磨损所致，无内侧软组织挛缩和外侧软组织松弛	术中不需做任何软组织松解
Ⅱ型（外侧副韧带松弛型）	冠状面的畸形比Ⅰ型严重，体检时畸形通常尚可矫正	术中紧缩外侧软组织结构；切除后交叉韧带，松解内侧结构直至内外侧韧带张力重新平衡
Ⅲ型（内侧结构挛缩型）	外侧结构正常，畸形不能或仅能部分矫正	术中需松解内侧结构直至内外侧张力平衡，重建内侧关节间隙；或者通过切除更多的胫骨部来矫正力线
Ⅳ型（骨干畸形型）	干骺端形态正常，骨畸形部位远离关节，往往系胫骨骨折畸形愈合所致	如果畸形不做处理，就需要行非常不对称的截骨（一侧少截，另一侧多截），同时必须松解内侧结构。或者，在关节置换的同时截骨矫形
Ⅴ型（内侧挛缩、外侧松弛型）	兼有Ⅱ型情况	处理方法同Ⅱ型
Ⅵ型（髌及干骺端发育异常型）	胫骨侧发育不全，内侧的韧带关节囊往往都有结构性短缩。力线不正可以因关节磨损而加重，同时可并发Ⅱ、Ⅲ或Ⅳ型情况	若与胫骨的机械轴垂直截骨，内侧平台截得少，外侧平台截得多，需要松解内侧软组织结构。若外侧结构松弛，更难平衡内外侧软组织张力；若屈膝和伸膝时韧带张力难以平衡，可使用限制性较高的假体或同时行关节外截骨。截骨时内侧截骨较外侧多一些，以获得韧带张力的平衡
Ⅶ型（发育性骨干弯曲或获得性干骺端畸形型）	最常见的原因是膝外翻患者胫骨高位截骨过度矫正	处理方法同Ⅵ型

3. 严重膝内翻畸形的手术技巧

对于严重的内翻畸形，除常规清除内侧骨赘及软组织松解外，还需要掌握以下特殊技术。

（1）接受最后下肢对线轻度内翻：在评论下肢对线是否可接受时，文献中均用（0°±3°）内外翻作为标准。因此在严重的内翻畸形出现时，选择截骨度将下肢对线做成轻度内翻。

（2）外移截骨技术：选择小一号的胫骨平台假体，适当外移，贴紧平台外侧缘，标记出内侧胫骨平台未被覆盖部分（图4-4-2），去除该部分骨质，并松解MCL。应用中应当注意，胫骨基座偏移的幅度应控制在3 mm以内，但有的学者在胫骨基座外移幅度上更加保守，常将其控制在2 mm以内，胫骨基座的偏移会对韧带动力学及髌骨的运动轨迹造成影响。

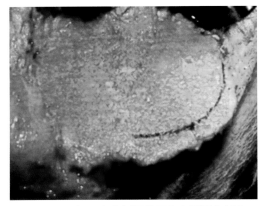

图4-4-2　标记出内侧胫骨平台未被覆盖部分

（3）韧带松解技术：Freeman等推荐的先松解软组织后行截骨的方法已被大部分临床医生放弃，因为在截骨前难以确知股骨胫骨间隙的情况，容易造成软组织过度松解而引发假体松动。常用的松解步骤为：①在关节面以下1 cm处分离MCL深层，切除骨赘；②骨膜下部分松解MCL浅层；③为膝关节屈曲畸形者松解后内侧关节囊；④必要时完全松解MCL和鹅足，确保在骨膜下进行松解（图4-4-3）。松解MCL前半部分会影响膝关节屈曲间隙，松解MCL后半部分会影响伸直间隙。松解MCL浅层是关键，过分游离会使屈膝间隙＞伸直间隙，引起屈膝不稳。

Fehring建议在松解后内侧角、PCL和MCL深层后，韧带仍然紧张者，可采用"拉花"（pie crusting）技术，用尖刀做网状切开MCL股骨侧（图4-4-4）。

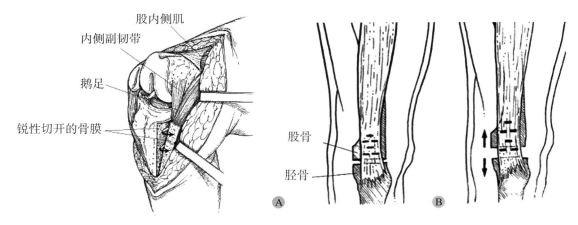

图4-4-3　骨膜下进行MCL松解　　　　图4-4-4　"拉花"松解技术

（4）骨缺损的处理技巧：严重膝内翻往往伴有胫骨平台内侧骨缺损。胫骨骨缺损是否需要重建，可以在术前膝关节正位X线片上进行判断。具体方法是：以膝关节外侧关节线为基准，确定胫骨关节线，后通过该关节线做胫骨长轴的垂直线，测量从关节线到内侧骨缺损底端的垂直距离。如果缺损距离＜10 mm，则不必考虑重建，外侧截骨10 mm即可；如果缺损距离＞15 mm，则需要重建骨缺损；

如果缺损距离为 10 ～ 15 mm，则需根据具体情况决定是否重建骨缺损。重建胫骨骨缺损的方法有单纯骨水泥充填、骨水泥及螺钉加强、骨移植、组配式金属楔形垫片和定制假体等。

二、膝关节外翻畸形的处理

外翻膝定义为解剖外翻角度＞10°，外翻膝畸形通常见于类风湿关节炎、伴有股骨外侧髁发育不良的 OA、创伤后关节炎以及一些代谢性骨病，通常合并屈曲挛缩（图 4-4-5）。与内翻膝相比，外翻膝无疑对医生和患者而言是一种更具挑战性的病变类型，其临床病例数量远远少于内翻膝，在所有膝关节置换手术中占比不足 10%。因此多数医生对外翻膝置换手术的熟悉程度往往低于内翻膝置换手术。

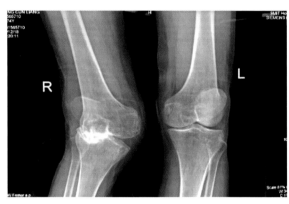

图 4-4-5 右侧 KOA 合并外翻畸形

1. 膝关节外翻的原因

膝关节外翻患者出现外翻畸形的原因并不相同，而不同的畸形成因决定了不同的手术方式。临床上，医生应针对以下方面进行仔细辨别。

（1）明确畸形的成因是骨性畸形还是软组织畸形：其中骨性畸形多由于干骺端的重塑导致外侧骨量缺损，通常来源于股骨外侧髁的远端、后方以及胫骨外侧平台。膝关节外翻病例中，畸形主要来源于股骨侧，胫骨侧较轻，常为股骨外侧髁远端及后方的发育不良或缺损，或来自股骨干骺端的外翻，胫骨侧则可能会出现外侧平台中央的塌陷，表现为包容性骨缺损。对于单纯骨缺损造成的外翻畸形，病程早期可在内翻应力下通过手法矫正，手术难度较小。而软组织畸形是出现了外侧软组织的挛缩，常为继发性改变，主要包括外侧副韧带、髂胫束、腘肌腱、后外侧关节囊、腿后肌群的挛缩，伴或不伴有内侧软组织结构松弛。其中，髂胫束和后方关节囊属于伸直位稳定结构，外侧副韧带在膝关节整个运动范围起稳定作用，腘肌腱和后外侧关节囊则属于屈曲位稳定结构，术中可根据软组织情况与间隙，在对应结构进行松解。

（2）明确畸形为关节内畸形还是关节外畸形：关节外畸形一般位于股骨髁上干骺端或股骨干，可由骨折或其他原因导致；而关节内畸形一般由股骨外侧髁发育不良或骨缺损导致。鉴别方法：通髁线－关节线（股骨髁远端连线）平行试验判断：正常两者为 3°，几乎平行，若＞ 3°，则提示有发育不良或骨缺损等关节内畸形。在膝外翻病例中，经常会兼有关节内和关节外畸形两方面的因素。对于这种情况，需要评估两者在外翻畸形中所参与的比例，以及关节外畸形距离膝关节的远近程度，才能正确选择手术方案。对于关节外畸形严重，置换术中难以实现关节内矫正的患者，应考虑进行截骨矫形。

2. 膝关节外翻畸形的分型及处理原则

目前，针对外翻膝分型的依据主要为外翻程度、MCL 松弛与否及是否存在骨缺损等几个方面，例如 Lombardi 分型、Krackow 分型和 Bourne 分型等，常用的是 Krakow 分型。Krackow 将外翻膝分为 3 型。Ⅰ 型：轻微的外翻畸形及轻微的软组织拉伸；Ⅱ 型：明显的外翻畸形（> 10°）及明显的 MCL 拉伸松弛；Ⅲ 型：严重的外翻畸形伴 MCL 功能不全，且存在股骨异常畸形。> 15° 为严重外翻畸形，> 30° 为极度外翻。严重膝外翻的特点主要有：外侧胫骨平台后方和股骨后髁严重磨损、缺损；凹侧的软组织挛缩；关节面磨损周围炎性反应引起的挛缩；固定的外翻、屈曲、外旋畸形；凸侧软组织拉长，最常发生于屈曲并 ACL 断裂、MCL 拉长但内后侧关节囊完整；Q 角增大，髌骨外移或脱位。

对于 Ⅰ、Ⅱ 型外翻畸形，多数是可以用表面置换解决的；严重外翻，通过软组织松解，完全有可能达到伸、屈间隙的平衡，并使用普通表面膝；极度外翻宜使用表面膝，但需准备髁限制性假体，如果软组织松解或侧副韧带止点移位成功，则可用表面膝；如果软组织松解不足或过度、间隙部分失衡，则采用髁限制性假体。对于 Ⅲ 型外翻畸形，表面膝同样能够解决，通过反向截骨或软组织松解以获得伸、屈间隙平衡。先天发育造成的外翻畸形，由于骨端三维畸形、软组织异常，很难达到截骨、软组织平衡的统一，限制性假体可能是唯一的选择。

3. 膝关节外翻畸形关节置换手术的难点

（1）外翻膝存在着外侧软组织挛缩，如髂胫束、腘肌腱和关节囊等，在膝关节置换中，相比内侧而言，膝关节外侧可供医生松解操作的软组织结构更为有限。

（2）腓总神经绕腓骨小头后方，行走于膝关节外侧，在外侧操作过程中或因软组织大量松解而拉长，容易导致腓总神经损伤。

（3）多数外翻膝存在髌骨外侧支持结构挛缩，术后的髌骨轨迹容易出现异常而导致膝前区并发症的发生。故推荐使用通髁线作为股骨外旋截骨定位的参照。

（4）部分外翻膝存在着股骨发育异常或严重骨缺损，在术中无论是外翻角度的判定还是外旋位置均会影响力线的准确定位，特别是股骨后髁结构异常，因此在术中使用后髁连线定位外旋的方法会出现明显偏差。

（5）术中力线定位时应综合考虑以上因素，恢复下肢良好力线，最大限度满足关节正常的生物力学要求，才能获得长期稳定的术后功能。

（6）部分外翻膝同时存在韧带不平衡及骨性结构异常，往往需要使用一定限制性的膝关节假体，技术难度大。

4. 膝关节外翻畸形关节置换手术的技巧

对于膝外翻畸形患者，实施 TKA 的难度较大，特别是严重外翻畸形（> 20°）。对于膝外翻畸形，骨科医师需要从手术入路、截骨方法、软组织平衡及假体种类等多方面进行综合考虑，以最大限度矫正膝外翻，获得最优手术效果。

（1）手术入路：膝外翻的关节置换手术入路一般有髌旁内侧入路和髌旁外侧入路 2 种。髌旁内侧入路是通过入路完成关节显露，再通过外侧的软组织松解完成韧带平衡。髌旁外侧入路是将关节入路及软组织松解合二为一，关节显露的过程即为软组织松解的过程。临床医师需要根据患者情况、个人经验，合理选择手术入路。

髌旁内侧入路为膝关节置换经典的手术入路，适用于大多数畸形的 TKA，其优点是髌骨能顺利外翻，提供良好的暴露，手术截骨操作容易实施。但常规的内侧入路不可避免地要松解内侧软组织，使本来已经松弛的内侧组织更加松弛，加大了软组织平衡的困难。如果截骨后再行外侧支持带松解，则会再次破坏髌骨外侧的血运（内侧血运在切开内侧关节囊时已被破坏），从而导致髌骨缺血及骨折等并发症发生。Karachalios 等认为，对于术前固定性外翻畸形病例，TKA 后的临床效果较差，且髌股关节半脱位和脱位发生率高。

髌旁外侧入路将关节入路及软组织松解合二为一，减少了对髌骨血运的不利影响，同时外侧面皮瓣较窄，可直接进入膝关节外侧室，此处也是膝外翻进行韧带平衡时最常涉及的部位。同时，由于膝外翻导致外侧的髂胫束紧张，外侧入路可同时松解髂胫束，矫正伸直位的外翻畸形。其优点：①首先进行髂胫束的松解，矫正最初15°的伸直位外翻；②"Z"字成形切开关节囊，并保留髌前脂肪垫，为术后关节囊的关闭及缝合奠定基础；③外侧结构显露充分，髌骨外翻前即可行胫骨和股骨侧的外侧副韧带及腘肌腱的松解；④为解决髌骨内翻暴露困难，术中采用髌骨内侧脱位。

（2）截骨：截骨顺序可先股骨远端，再胫骨，方便显露（图 4-4-6）。因大部分典型膝外翻患者常合并股骨外髁发育不良，主要表现在股骨远端和股骨后髁。因此，对膝外翻施行股骨远端截骨时，术中应避免截骨时截到骨缺损的平面。股骨远端切骨时，股骨外翻角度应设为3°～5°，比正常的外翻角度偏小一些，同时髓内开口偏向股骨内髁，以保证外翻畸形的充分纠正。股骨外侧髁的截骨量可以是零或负值。对于股骨外侧髁的骨缺损区域可以用移植骨块、金属垫块、单纯骨水泥或骨水泥螺钉等方法处理。

由于股骨后髁的发育不良，后髁轴线已经不能作为一个可靠的旋转线标志。如果错误地参照股骨后髁轴，就会出现股骨假体内旋。Insall 线和 Whiteside 线等都可以作为股骨假体的旋转参考线（图 4-4-7）。股骨假体的外旋程度由股骨后髁发育不良或磨损程度及内侧结构的松弛程度决定，旋转截骨通常要适当加大外旋角的度数，一般采用3°～5°外翻截骨。

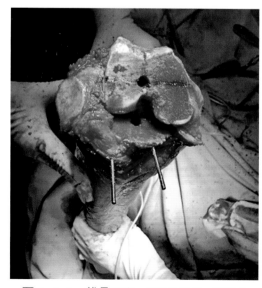

图 4-4-6　截骨顺序：先股骨远端，再胫骨

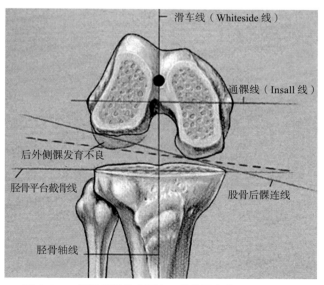

图 4-4-7　股骨后髁发育不良，截骨需参考 Insall 线、Whiteside 线

（3）软组织平衡：膝关节外翻畸形的软组织平衡与膝关节内翻不同，膝关节的伸直间隙平衡与屈曲间隙平衡是 2 个相对独立的过程。对于外翻膝术中应尽量避免松解内侧组织，往往需要松解外侧结构（图 4-4-8）。

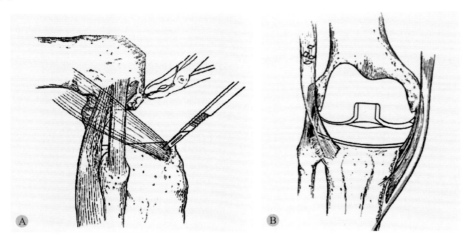

图 4-4-8　膝关节外侧结构松解

（引自《全膝关节置换手术技巧：截骨与软组织平衡》）

软组织松解的原则：①哪里紧张就松解哪里，不要做预防性松解。术中应首先测试是伸直间隙紧张还是屈膝间隙紧张，如果是伸直间隙紧张，那么找到最紧张的部位，就是松解的责任部位。②伸直间隙平衡与屈膝间隙平衡是相互独立的，而屈膝间隙平衡还可通过调整股骨外旋角度来助一臂之力。③熟悉与膝外翻松解相关的重要解剖结构及其功能，方能准确松解相应的结构。

伸直间隙和屈曲间隙均紧张时，以松解外侧副韧带为主，包括股骨外髁及胫骨平台外侧骨赘的切除，选择紧张的韧带部分进行松解，股骨侧自骨膜下松解深部止点，如果发现膝关节外翻畸形严重并外侧软组织结构固定挛缩，可以将外侧副韧带部分或者全部切断。如果伸直间隙紧张，进一步行髂胫束松解，必要时可以将其从胫骨止点（Gerdon 结节）剥离或者直接切断。如果屈曲间隙紧张，首先要松解弓状韧带和豆腓韧带，一般通过膝关节后髁骨赘的清理及后外侧关节囊的松解和（或）腓肠肌外侧头内的籽骨切除两种方法来完成。必要时还可以行腘肌腱的松解。腘肌腱必要时可以切断，在膝关节严重固定性外翻畸形时，切断该肌腱后，挛缩的软组织可以得到很好的松解。由于重度膝关节外翻畸形时，髌骨多处于脱位或半脱位状态，对其进行松解，关系到术后膝关节的功能恢复。一般首先采用髌骨外侧缘的赘骨切除术使之变小，然后充分松解髌骨外侧支持带，最后再行髌骨外侧关节囊切开松解。还有一种常用的办法就是"拉花"技术，松解外侧软组织袖套，但要小心避免损伤腓总神经。

（4）假体类型的选择：关于膝外翻畸形 TKA 使用何种类型的假体仍有争议，但有一个共同原则，即先测试膝关节的稳定性，再根据术中韧带平衡的结构共同确定假体的类型。如果韧带功能正常，膝关节稳定，可以用保留 PCL 的 CR 假体，也可以用 PCL 替代型 PS 假体。这又取决于 2 个方面：①术中习惯用哪种假体，就应当选择哪种假体，对于初学者建议采用 PS 假体，有利于后方结构的松解。②膝外翻的原发病是什么，如果原发病是重度类风湿关节炎等炎症性疾病，应当选择 PS 假体，因为炎症进展性疾病可以造成后期的 PCL 侵蚀性破坏，导致 PCL 功能失常，CR 假体则不适合。如果 MCL

已经完全断裂，毫无疑问要用限制性假体（图 4-4-9）；如果 MCL 连续性存在，功能有部分缺陷，应当准备好部分限制性假体。

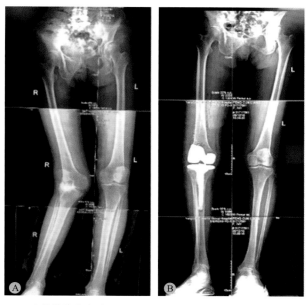

图 4-4-9　膝关节外翻角度＞ 30°，MCL 功能丧失，选用限制性 CCK 假体

三、膝关节严重屈曲畸形的处理

膝关节屈曲畸形是由膝骨性关节炎、类风湿关节炎等疾病引起的一种继发性病变，表现为膝关节伸直受限、活动范围减小，但屈曲功能正常（图 4-4-10）。临床常根据屈曲畸形程度将其分为轻度、中度和重度：10° 以内为轻度，10° ～ 30° 为中度，＞ 30° 为重度。

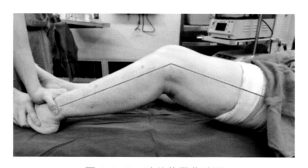

图 4-4-10　膝关节屈曲畸形

1. 膝关节屈曲畸形的病理机制

由于疼痛保护，患者常习惯性将膝关节置于半屈位，在麻醉状态下能完全伸直，这种情况称为假性屈曲畸形。各种原因可致早期假性屈曲畸形，如持续处于屈曲状态。也可由于软组织挛缩导致真性屈曲畸形。

目前认为，骨赘增生和软组织挛缩是导致膝关节屈曲畸形的主要因素（图 4-4-11），而不同疾病造成的屈曲畸形程度也不尽相同。在 OA 中，多数患者屈曲挛缩畸形程度较轻，屈曲畸形多＜ 20°，胫骨周围骨赘、股骨远端后方骨赘等是主要改变。OA 患者多数还同时有不同程度的内翻畸形。类风湿关节炎患者的屈曲挛缩畸形较重，尤其是未接受合理治疗而长期任其发展的患者，还可合并内翻和外翻畸形。当膝关节长期处于屈膝位置，膝后方关节囊的后隐窝消失，后关节囊挛缩并黏合在股骨后髁上，关节间隙呈对称性狭窄甚或消失，膝屈曲畸形的屈膝间隙常大于伸膝间隙。缓慢进展的关节畸形和活动受限继发侧副韧带和后方软组织的挛缩改变，又加重了骨赘形成，骨赘与后方软组织挛缩病变互为因果，加重屈曲畸形，并可能严重妨碍关节活动。

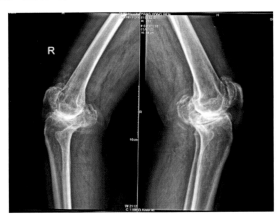

图 4-4-11　大量骨赘形成导致膝关节屈曲畸形

　　膝周软组织（包括后关节囊、后斜韧带、半膜肌、腘腓韧带，严重者甚至累及腘绳肌和腓肠肌内外侧头）挛缩病变造成的膝关节屈曲畸形多见于各种病因，如类风湿关节炎、强直性脊柱炎、血友病、痛风、神经肌肉病变等。尤其当疾病导致膝关节积液、肿胀时，膝关节置于半屈位，久而久之可造成膝关节后方软组织和伸膝装置挛缩，最终导致膝关节出现真性屈曲畸形，且炎症性病变的局部炎症反应也进一步加重疾病程度。起始因素是软组织病变所致的屈曲畸形，早期的膝关节 X 线片无明显骨赘形成，但随后屈曲畸形发展也将会发生骨赘形成与软组织挛缩的相互不良影响。除此之外，膝关节屈曲畸形患者多伴有不同程度的膝内翻或外翻畸形，以及股骨髁和胫骨平台骨缺损，更加大了手术难度。

　　2. 膝关节屈曲程度的分级

　　膝关节屈曲畸形严重程度的分级有助于术者术前对相关因素进行评估，包括：①手术难度；②手术方式和假体类型的选择；③术中可能遇到的问题；④术后功能状况。

　　Scuderi GR 等将膝关节屈曲畸形分级为轻度（＜ 10°）、中度（10°～ 30°）和重度（＞ 30°）。Wooshin Cho 认为＜ 15° 为轻度畸形，15°～ 30° 为中度畸形，＞ 30° 为重度畸形。Massin 等将膝关节屈曲畸形分为轻度（＜ 20°）、中度（20°～ 30°）和重度（＞ 30°）。国内多采用吕厚山等制定的膝关节屈曲畸形分级标准：轻度≤ 20°，中度 20°～ 60°，重度≥ 60°。在屈曲畸形的 TKA 实践中，屈曲 30° 畸形与屈曲 60° 畸形相比，在手术难度、技术、术后功能等各方面显然有很大差异，因此，针对 60° 以上屈曲畸形进行专门研究是有临床意义的。

　　不同类型的膝关节屈曲畸形可有以下 3 种情形：①虽然有轻度或者中度屈曲畸形，但患者仍然有相对较大的关节活动度，手术也相对容易；②僵硬的屈曲畸形，僵硬是指屈曲畸形的膝关节仍然可以在屈曲位活动，但关节活动范围有限，僵硬越严重，膝关节的功能障碍也越严重，手术也更为困难，术后关节活动功能恢复可能不理想；③膝关节屈曲畸形合并骨性强直畸形，这种病变常由于结核、化脓感染、强直性脊柱炎、类风湿关节炎、痛风、外伤和色素沉着绒毛结节性滑膜炎等病变严重破坏了关节软骨，导致膝关节在屈曲位出现骨性融合。膝关节的强直融合屈曲畸形一般经历了长时间病变的过程，由于长时间的关节强直没有任何活动度，膝关节周围肌肉萎缩和挛缩，软组织失去弹性，关节间隙不清楚，这种情况下的手术更为困难，而且 TKA 后的关节功能可能大打折扣，不容易取得理想效果。

3. 术前评估与准备

（1）全身状况评估与准备：包括原发病的治疗、糖尿病控制和相关学科会诊等。

（2）局部评估与准备：①标准膝关节正侧位与下肢全长片；②如果有骨缺损或者各种畸形，可以考虑 CT 检查；③如果怀疑感染、肿瘤等病变，可考虑磁共振检查；④患膝皮肤情况及肌力情况；⑤屈曲畸形的严重程度与分级；⑥患膝关节活动度与其他畸形情况；⑦下肢力线与髌股轨迹评估；⑧邻近关节与其他关节情况；⑨患肢力线及解剖情况评估，包括下肢力线、股骨外翻角、屈曲位股骨远端旋转截骨、胫骨平台截骨厚度与后倾角度等；⑩假体的选择与准备：假体类型（常规后稳定型、后交叉韧带保留型、髁限制型、铰链型、固定平台、旋转平台等）、假体大小、是否需要金属垫片、延长杆等。

4. 膝关节屈曲畸形的手术技巧

目前对于屈曲畸形全膝置换手术没有一个标准流程，另外，对于不同程度的膝屈曲畸形，往往需要结合术中情况采取不同的处理方案，甚至在术前或术后也要有不同的处理。基本手术要点：①充分显露；②常规股骨远端截骨后对髁间窝和股骨后方骨赘进行清除；③适当增加股骨远端截骨；④胫骨平台内侧、内后方和后方的松解，并清除骨赘；⑤股骨后髁常规截骨后对股骨后方骨赘进行清除及对后方进行松解；⑥胫骨平台、股骨远端和后髁截骨后对膝后方关节囊进行松解；⑦在常规截骨、充分松解基础上仍未能获得合适伸直间隙，可以考虑股骨远端再次截骨；⑧术中应松解、截骨、再松解，必要时再截骨、再松解。循序渐进，结合具体情况最终达到合理矫正屈曲畸形的目的。

（1）手术入路与显露：膝关节屈曲畸形的手术入路可采用常规切口，即内侧髌旁入路，这是经典的 TKA 手术入路，适用于大多数畸形的 TKA，优点是切口延长方便，能提供良好的显露，手术操作相对容易和熟练，即使进行膝后方松解处理也比较直接方便。如果显露困难，可以选择辅助（切口）切开，例如股四头肌肌腱性部分横切或斜切技术，或者胫骨结节截骨显露；髌骨翻转困难者，可以直接脱位到外侧（图 4-4-12）。由于屈曲畸形有较多的骨赘、膝周软组织挛缩和关节间隙狭窄等病理改变，胫骨平台经常难以充分显露，通常需要边显露、边松解、边截骨、边清除骨赘循环交替进行，最终获得符合要求的屈伸间隙和充分显露。对于骨性融合的屈曲畸形，在进行初步软组织松解显露后，先用骨刀或电锯分离髌骨与股骨，再进行股骨胫骨间的截骨，分开股骨和胫骨，松解周围软组织，显露股骨远端和胫骨近端，再根据实际情况进行标准截骨。

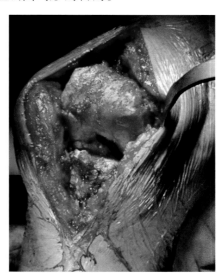

图 4-4-12　膝关节屈曲畸形合并僵硬的显露

（2）截骨：按照骨质切除量等同替换假体厚度的基本原则，进行股骨远端和胫骨平台的截骨。如果假体厚度为 9 mm，则截骨厚度包括软骨在内是 9 mm。对轻度屈曲畸形，经过软组织松解和常规截骨可完全纠正。但对 > 20° 的屈曲畸形，每增加 20° ，股骨远端截骨通常需增加 2 mm，胫骨侧需要在相对正常侧平台下 10 ~ 12 mm 截骨，然后进行充分松解，根据松解和截骨后关节伸直间隙情况决定是否需要再次截骨。股骨后髁截骨按常规的截骨厚度和屈曲位股骨假体外旋的要求。一般不使胫骨平台截骨过多，虽然可以增加伸直间隙，但同时会使屈曲间隙变得更大，加重了伸直和屈曲间隙之间的不对称，导致屈曲不稳。胫骨平台后倾角的选择：通常对严重屈曲畸形的胫骨截骨应避免过度后倾，可选择 0° ~ 3° 。过度后倾将使屈曲间隙更大，屈曲不稳更严重。临床研究还显示，胫骨平台 0° 截骨，有利于膝关节伸直。

（3）软组织平衡：对于长期屈曲挛缩状态的膝关节，伸膝间隙往往小于屈膝间隙。解决这一问题的手段有两个，一是松解软组织，二是股骨远端再次截骨，以扩大伸膝间隙。

松解软组织：股骨远端截骨过多容易造成关节线上移，改变关节运动力学并影响髌股轨迹，过度截骨甚至损伤侧副韧带附着点，故平衡伸屈间隙的首要途径是软组织平衡。Whiteside 等指出，骨赘清理是软组织平衡的第一步，因侧副韧带及后隐窝的骨赘形成是导致屈曲畸形的重要因素，常规截骨后用弯凿和咬骨钳清理骨赘，特别是胫骨平台周围及股骨后髁处（图 4-4-13）。其次进行侧副韧带松解，如果后关节囊正常，经此步骤可使膝关节伸直。长期屈膝畸形患者关节内后隐窝消失，关节囊挛缩，黏附在股骨后髁上，术中应紧贴股骨后髁和胫骨平台后方关节囊折返处，分别向上、向下剥离粘连的后关节囊，以重建后隐窝。腓肠肌内外侧头起点刚好对应后关节囊内外侧，可对其股骨侧起点进行剥离，放入试模判断膝关节内外侧稳定性及屈伸间隙对称性。膝关节后方较大的骨赘在完成股骨后髁截骨和胫骨平台截骨后进行清除会更容易，也更直接。如果仍有后方软组织挛缩，有进一步松解需要，可以在直视下小心垂直直接切开后关节囊，但要避免损伤后方的重要血管。同时松解腘斜韧带，即半膜肌的反折部。

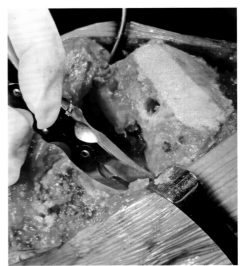

图 4-4-13　骨赘清理

股骨远端再次截骨：如果经侧副韧带、后关节囊、内外后角、腓肠肌附着部、腘斜韧带等松解后伸膝间隙仍过紧，则只能将股骨远端骨质额外多切 2 ~ 4 mm。股骨远端截骨量每增加 2 mm，可改善膝屈曲畸形 10° ~ 15° 。股骨远端截骨最多不应超过 6 mm，过量截骨会明显上移关节线，进而影响膝周韧带张力，影响软组织平衡，并增加损伤侧副韧带止点的风险，而且还可能影响髌股轨迹。

（4）假体选择：在假体选择上，对于屈曲畸形患者，后稳定型假体可能较为适合。对于轻度屈曲畸形患者，常规截骨及软组织处理后，如果 PCL 完整，内外侧韧带、软组织及伸屈间隙平衡，可选用后稳定型假体，也可选择 PCL 保留型假体；对于中度屈膝畸形患者，经上述截骨及软组织处理后不能完全纠正畸形，可切除 PCL，改用 PCL 替代型假体，切除 PCL 同时也有利于后关节囊的暴露和松解；如果术中导致韧带不稳，可考虑选用髁限制性假体；如果膝关节不稳持续存在，或将双侧的侧副韧带均松解，才能达到完全伸直，则只能选用旋转铰链膝，但对于轻中度屈曲畸形和多数重度畸形患者一般并不需要选择铰链型假体。

5. 术后康复与随访

大多数轻中度膝屈曲畸形都能在术中获得完全矫正，因此术后按照常规膝关节置换的方法进行康复及随访即可。

对于高度膝屈曲畸形者，由于长期的膝关节固定在屈曲位，可能导致伸膝装置减弱，经手术纠正屈曲畸形后可能更为明显，伸屈肌力不平衡容易复发屈膝畸形。平时应尽量保持伸膝位，避免长时间垫高小腿使膝关节处于屈曲位。可以将脚踝垫高，使腘窝处悬空，用肢体自身重量压直膝关节。

对于残留畸形较多或者易于复发的病例，可在术后最初的 48 小时使用过膝石膏夹板将膝固定在最大伸直位，之后在晚上可使用石膏托或者支具将下肢固定在伸膝位预防屈曲畸形复发，白天应循序渐进地积极进行主动和被动的伸膝和屈膝训练。石膏托或支具使用时间建议为 3 ～ 4 周。

四、强直性膝关节置换的处理

膝关节强直是由膝关节疾病导致的重度膝关节功能障碍，一般认为关节活动范围 < 10° ，即可定义为关节强直。正常生活所需膝关节活动度为：行走 5° ～ 10° ，上楼 81° ，下楼 83° ，坐 93° 。膝关节强直将严重影响患者的生活。根据强直体位可分为屈曲位强直和伸直位强直两种。常见的原因包括关节感染、类风湿关节炎和关节创伤等，而其他原因如强直性脊柱炎、血友病和银屑病关节炎等疾病造成的膝关节强直相对少见。膝关节强直畸形最主要的特点为屈曲功能障碍和伸直功能障碍受限同时存在。

1. 膝关节强直的病理机制及处理原则

膝关节强直根据病理改变类型可分为纤维性强直和骨性强直。纤维性强直的病理改变包括软组织的粘连挛缩和骨赘的机械阻挡，因此膝关节还能保留一定范围的活动度。骨性强直的膝关节由于髌股关节、胫股关节之间发生了骨性融合，关节活动度为 0° 。

（1）伸直位强直膝关节：患者往往合并股四头肌挛缩、肌纤维变性以及膝关节周围组织粘连。对于该类患者，可行股四头肌 V-Y 成形术或胫骨结节截骨术，有利于获得良好显露。缺点是会增加并发症风险，如缝合口裂开、伸膝迟滞和胫骨截骨不愈合等。

（2）屈曲位强直膝关节：患者后方关节囊挛缩，常伴屈膝肌、腓肠肌挛缩。处理的重点在于广泛松解软组织，包括腘肌腱；彻底松解后方挛缩的关节囊；清除后方的骨赘和游离体。

2. 术前评估及准备

术前检查下肢肌力情况，指导患者行踝泵及股四头肌锻炼，以利于肌力的恢复和预防深静脉血栓，告知患者为解决术后疼痛将采取的方法，制订完备的康复计划，让患者明白功能锻炼的方法及重要性；了解患膝周围软组织条件，设计手术切口，尽量避开大面积瘢痕组织，减少术后皮肤坏死发生率；检查髌骨活动度，提前拟定髌股关节分离方法；检查膝关节活动度，判断强直属于纤维强直还是骨性强直，测量成角畸形，结合双侧站立位膝关节正侧位 X 线情况，初步制定截骨角度及截骨量；评估膝关节各组成骨骨强度及骨缺损情况，必要时还须行 CT、三维重建、MRI 等检查，对膝关节情况做出整体、全面的评估。术前完善检查，包括心肺肝肾等重要脏器功能、双下肢血管彩超、血常规、凝血功能、血生化、红细胞沉降率、C 反应蛋白、D- 二聚体、膝关节 X 线、膝关节 CT 或 MRI 等，排除手术禁忌证。如果有异常情况，应进行相应调整。

3. 手术技巧

（1）入路及显露：膝关节正中皮肤切口，髌旁内侧入路，切开关节囊。沿股骨外髁面切割股骨与髌骨间骨桥，在髌骨上缘 10 cm 处 45° 长斜形切开股四头肌，并行股四头肌 V-Y 成形，外翻髌骨，紧贴骨膜从两侧剥离胫股关节融合处，至腘窝交界区。使用骨膜剥离器时注意保护腘窝后部神经血管束。对于髌股关节纤维粘连者予以松解，骨性融合者予以截骨，在保证股骨前髁骨量的情况下，尽可能将骨量分配给髌骨，以保留髌骨厚度，保证伸膝支点的完整性，充分松解髌骨支持带。对于仍无法外翻髌骨者，采用胫骨结节截骨技术，术后钢丝固定。

（2）截骨：沿关节线（即骨性融合线）上下各 2 mm 区域，与胫骨纵轴垂直，徒手利用摆锯截骨，锯开胫骨和股骨间融合，尽量保留更多骨质（图 4-4-14）。通过截骨形成的活动间隙对后关节囊、侧副韧带及伸膝装置进行进一步松解。将强直膝关节变为活动关节，行常规 TKA，进行二次截骨和假体床成形。尽量保留骨量，宁多勿少，以便进一步调整。

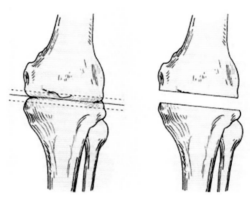

图 4-4-14　沿关节线两侧徒手截骨

（3）假体选择：安装假体前再次检查力线、软组织平衡和髌骨运动轨迹。假体安装时轻柔捶击，用力顶住足跟，等待骨水泥固化。对膝关节冠状位稳定而矢状位不稳定者，采用 PS 假体；对膝关节冠状位和矢状位均不稳定者，采用 CCK 髁限制性假体；对严重骨质疏松或缺损者加长柄。于膝关节屈曲 80° 位，缝合股四头肌，连续缝合关节囊，关闭切口。

4. 术后康复

术后积极的康复锻炼有助于维持和提高膝关节活动范围。对于伸膝装置完整性、股四头肌肌力较好的患者，术后当天即可进行股四头肌训练，术后第 2 天进行主动弯曲、直腿抬高训练、负重行走。对于股四头肌 V-Y 成形的患者，应根据伸膝装置的完整性和强度、切口愈合情况等因素设计系统的康复方案，强化康复训练。对于伸膝装置薄弱、股四头肌严重萎缩的患者，可采用渐进性的训练方式，逐渐由被动运动过渡到主动运动，术后 6 个月内强化屈膝和伸膝的交替练习，防止因肌肉力量不足产生伸展滞缺。对于部分在术中难以完全纠正的 < 30° 畸形，可通过术后 CPM 的康复锻炼得到纠正。

五、骨缺损的处理

骨缺损是初次全膝置换中及膝关节翻修术中经常遇到的问题，也是术前制订计划时必须考虑到的问题，尤其是在全膝翻修术前需围绕"骨缺损"仔细考虑以下问题：是否存在骨缺损？可能是什么原因导致的？如何处理？

1. 骨缺损的原因

骨缺损是多因素造成的，可以是膝关节自身疾病或创伤所致，如严重膝内翻、膝外翻、成角畸形、股骨髁坏死、血友病，或有手术史，如胫骨平台高位截骨术所遗留的骨缺损。但临床更多见的是全膝置换翻修手术中遇到的假体松动所引发的骨吸收、骨溶解和骨缺损，或者初次 TKA 手术操作失误，如股骨髁内旋位截骨，造成股骨后外髁和股骨前内髁的骨缺损。

2. 骨缺损的分型

Clatworthy 等将骨缺损分为空腔性（包容性）、节段性（非包容性）和混合性 3 种。目前临床使用最广泛的是安德森骨科研究所（Anderson Orthopaidic Research Institute，AORI）分型，它不仅对骨缺损进行分类，而且根据分类标准提出相应处理方法，还对股骨与胫骨骨缺损分别评估，更有实用价值。AORI 分型系统将股骨远端和胫骨近端的骨缺损分为 3 型（图 4-4-15）。Ⅰ型：骨缺损程度较轻，较典型的情况是缺损区周围骨皮质完整，关节线位置接近正常，无或仅有轻度假体沉降。此型骨缺损的处理可根据情况选择增加截骨量（消除骨缺损）、稍偏移假体位置（避开缺损）、颗粒骨植骨或骨水泥螺钉（填充骨缺损）等方法。Ⅱ型：骨缺损程度较Ⅰ型重，根据骨缺损涉及范围可分为 2 个亚型，涉及一侧间室的为ⅡA型，涉及两侧间室的为ⅡB型。Ⅱ型骨缺损周围的骨皮质可保持完整或部分缺失，通常呈现为干骺端的中心性或周围性骨结构缺失。常伴有关节线位置的改变或假体下沉，而侧副韧带的股骨和胫骨止点均保持完整。Ⅱ型骨缺损病例如果缺损相对较小，仍可沿用Ⅰ型骨缺损的处理方式。如果骨缺损程度较重，还可根据具体情况选择结构性植骨、假体垫块、干骺端袖套或锥形补块等方式，以恢复关节线的正常位置。Ⅲ型：是干骺端骨结构缺失最严重的类型，缺损区周围的骨皮质大量缺失，侧副韧带的止点缺失。通常需要采用限制性假体进行翻修。处理此型骨缺损的方法包括结构性同种异体骨重建、干骺端袖套或锥形补块重建、髁替代型铰链式假体翻修或截肢。

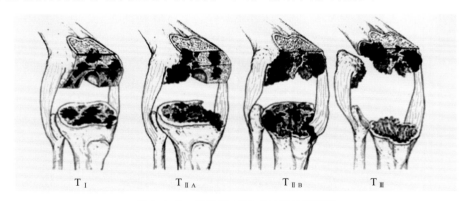

图 4-4-15　膝关节 AORI 骨缺损分型系统

（引自《图解膝关节置换手术操作与技巧》）

3. 术前计划

面对骨缺损病例，术前必须有一个十分详尽的预案，包括仔细体检、辅助检查（包括标准双下肢站立位全长 X 线片和髌股关节轴心位 X 线片）。检查重点在于排除感染（尤其有手术史者），肢体力线、膝关节活动度测量，关节稳定性评估。如果已实施过全膝关节置换，更应了解假体植入位置有无骨缺损、髌股轨迹有无异常，根据术前 X 线片或 CT 影像评估骨缺损类型，配备各种类型的假体和修复材料，以及必要的特殊手术器械。

4. 骨缺损的修复方法

对于骨缺损的患者，术中通常先常规截骨，对未能截除的平台关节软骨和骨板，修整成台阶状予以去除，修整缺损高度＜ 3 mm，无须植骨，采取二次截骨即可。对于严重的骨缺损，修复方法很多，包括骨水泥填补、颗粒骨填充、骨水泥螺钉植入、楔状组合式假体植入、自体或异体骨移植等。如果缺损为 3 ～ 5 mm，可采用骨水泥填补修复；如果缺损为 5 ～ 10 mm，可采用骨水泥螺钉或植骨。如果骨缺损厚度和（或）体积较大，可采用大块同种异体骨或垫块修复。

（1）打压植骨：这是临床最常用的方法，适用于干骺端完整的包容型骨缺损，缺损面积＜单侧髁部的 50%，深度＜ 5 mm。打压植骨原材料包括自体骨、同种异体骨和人工骨。自体骨是最理想的打压植骨材料，在初次 TKA 中，可以收集股骨远端和胫骨近端的截骨块，剔除软组织，打碎成颗粒状骨进行打压植骨，翻修术中可以取自体髂骨进行植骨。在打压植骨的过程中要进行细致操作：先用大号刮匙，后用小号刮匙，彻底刮除附着于骨缺损部位或囊腔中的肉芽组织或瘢痕组织，刮除硬化骨，直到正常骨质部位，显露出较大的骨缺损。远离关节，在关节远端进行植骨，植骨方向与关节活动的方向一致。移植骨要一层一层用工具打压结实。

（2）单纯骨水泥充填：适用于截骨后骨缺损高度为 3 ～ 5 mm，面积较小的边缘型骨缺损或面积很小的中心性骨缺损。

（3）骨水泥结合螺钉：适用于干骺端边缘型骨缺损，缺损面积＜单侧髁部的 50%，深度＜ 5 mm。根据缺损面积的大小，使用皮质骨或松质骨螺钉 2 ～ 3 枚，将其以外翻角度植入胫骨平台，支撑胫骨假体试模。然后用骨水泥包裹螺钉，维持胫骨托在适当的位置直至骨水泥固化（图 4-4-16）。

（4）异体骨移植结构性植骨：对较年轻者，采用异体骨移植重建骨缺损，可以为将来可能的翻修保存骨量。将胫骨平台骨缺损处修整后，取异体骨修整成形，修复骨缺损，再用螺钉固定，螺钉需至少深入移植骨与宿主骨交界处以远 20 mm（图 4-4-17）。

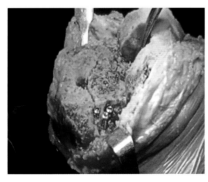
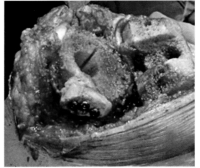

图 4-4-16　骨水泥螺钉技术　　　　　图 4-4-17　植骨技术

（5）金属垫块：适用于面积较大的非包容型骨缺损（AORI Ⅱ型），可使用组配式金属垫块来修复，该方法简单、方便、疗效可靠。选用的垫片或垫块与胫骨基托组配在一起，放置于胫骨上，直至达到修复骨缺损的水平（图 4-4-18）。

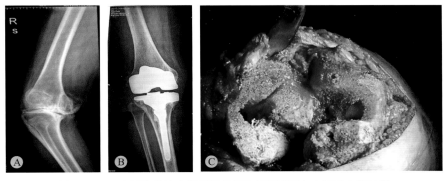

图 4-4-18　金属垫块结合胫骨延长杆修复胫骨平台内侧巨大骨缺损

（6）多孔钽块：钽块是近年来新出现的骨填充物，具有极佳的抗腐蚀性和耐磨性、良好的延展性和韧性及优异的生物相容性，其弹性模量与骨组织相似，生物力学性能较好。多孔钽块可对骨组织提供符合生理性应力分布及传导的结构性支持，无应力遮挡，且其蜂窝状立体结构可使骨质快速、牢靠地长入。依据常见的不同形状的骨缺损，已经有不同大小的钽块成型模具，术中可依据实际骨缺损大小选择应用（图 4-4-19）。股骨和胫骨侧的节段性干骺端中心部位巨大骨缺损均可采用干骺端袖套状钽金属、多孔表面锥形补块进行重建。干骺端袖套或锥形补块可提供足够的干骺端支撑和固定作用，适用于股骨或胫骨侧大面积中心性的锥形骨缺损，植入后还可直接在骺部进行额外的固定或配合延长杆使用，以进一步增加稳定性（图 4-4-20）。多孔表面的金属锥形补块可实现周缘的骨长入，任何膝关节假体均可通过骨水泥固定于锥形补块中心的内表面。

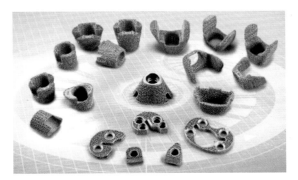

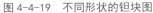

图 4-4-19　不同形状的钽块图

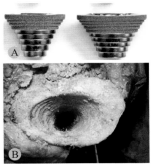

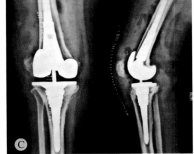

4-4-20　锥形袖套钽块结合铰链膝假体置换修复骨缺损

（7）定制假体：当巨大的骨缺损（AORI Ⅲ 型）已经影响到侧副韧带的附着部位时，须用定制的铰链型假体（图 4-4-21）。应用铰链型假体时，股骨侧应保持适当的外旋角度以适合髌骨的运动轨迹，并且可以减少对步态的干扰。截骨时要测量好股骨远端的长度，安装的假体要恢复等长，以免造成高位髌骨或低位髌骨，导致术后膝关节活动范围减少。安装胫骨假体时，最大的困难是髌韧带的止点重建，术前胫骨结节部位如果能够保留应尽量保留，这对于重建可以提供极大的方便。

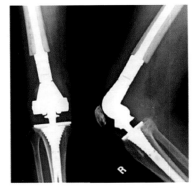

图 4-4-21　定制型的铰链型假体重建骨缺损

第五节　膝关节置换术的并发症及处置

一、神经血管损伤

1. 腓总神经损伤

腓总神经损伤是 TKA 后少见但是患者主诉严重的并发症，主要表现为感觉缺失，足背伸、外展功能缺失或受限。一旦发生腓总神经损伤，虽然功能多可随着时间慢慢改善，但也可能遗留一定程度的感觉缺失和运动功能损害。相关文献报道显示，我国 TKA 后腓总神经损伤发生率为 0.45% ～ 0.92%。发生原因可能与多个因素相关：①Hoffman 拉钩位置不当，钩尖部分划伤腓总神经；②术中为纠正残余屈曲角度或矫正外翻导致的拉伸伤害；③术后血肿压迫腓总神经，或体位压迫；④神经阻滞麻醉过程针刺损伤；⑤术中止血带使用时间过长；⑥术后加压包扎过紧；⑦手术操作不当引起的直接损伤；⑧假体松动或聚乙烯垫的磨损及移位压迫腓总神经。

一旦发生腓总神经损伤，首先应去除加压包扎，保持膝关节屈曲20°～30°，并积极使用营养神经药物，必要时行理疗及激素治疗。但经保守治疗后仍未明显恢复的患者，是否应行神经探查减压术仍未得到众多学者的统一意见。

2. 血管损伤

TKA 后血管损伤是发生率低但很严重的并发症，国外的大规模病例研究显示，发生率为0.09% ～ 0.17%。其表现主要有动脉切断、假性动脉瘤、动脉血栓栓塞等。一旦发生，截肢手术的可能性为 10% ～ 42%。因此术者必须注意术中操作谨慎，特别是关节后方的松解、清除骨赘等操作。TKA 血管损伤有 4 个主要原因：①患者有基础血管疾病，如动脉粥样硬化、糖尿病、下肢动脉闭塞等，由此引发血管并发症。② TKA 应用止血带，可以引起栓塞和供血不足，但主要发生在股浅动脉。止血带放松时可导致动脉内膜剥脱，引起血流缓慢，继发血栓，导致供血不足加重。③严重屈曲畸形患者后关节囊及腘血管挛缩，畸形矫正后，牵拉腘动脉，可以导致内膜损伤。另外，动脉牵拉，血管与骨、肌腱撞击，也可导致损伤。④手术时摆锯、手术刀、拉钩或骨水泥块直接刺破血管或切断血管。

血管损伤致患者死亡和截肢的报道不多。Calligaro 等报道 13 618 例 TKA 有 24 例患者出现血管损伤的并发症，但没有死亡病例。Abularrage 报道 26 106 例 TKA 中有 20 例出现血管损伤的并发症，其中 2 例（10%）截肢。仔细的术前评估可以帮助确定哪些患者进行 TKA 时血管损伤风险大。解剖变异需要注意防范，尤其有手术史或外伤的患者，术前血管造影可能对指导手术有帮助。对于高风险患者使用止血带要慎重。一旦出现血管损伤，要及早诊断和治疗，可以提高保肢率和减少死亡率。必要时应及时请血管外科会诊，以获得最佳治疗。

二、静脉血栓栓塞症

静脉血栓栓塞症（venous thromboembolism，VTE）是骨科大手术后的常见并发症，包括 DVT 和肺动脉血栓栓塞症（pulmonary thromboembolism，PTE）。DVT 是人工 TKA 后的常见并发症，其形成是血液在深静脉内不正常地凝结，属于静脉回流障碍性疾病，可继发远期下肢深静脉功能不全和致命性肺栓塞、脑栓塞，是一种严重的围手术期并发症。如果未做预防性处理，其发生率在欧美达40%～80%，在亚洲达10%～30%。年龄＞40岁、女性、肥胖、静脉曲张、高血压、糖尿病、高血脂、吸烟等是其诱发因素。PTE是TKA后早期猝死的最主要原因，占本手术所有猝死病例的50%。有报道称，TKA后PTE发生在第1周者占9.7%，第2周者占54.2%，第3周者占22.9%。可见术后2～3周是肺栓塞的高发期。

2016年版《中国骨科大手术静脉血栓栓塞症预防指南》指出，为预防VTE的发生，必须从基本预防措施、物理预防及药物预防等方面控制。首先，术中操作轻柔，减少使用止血带的时间，术后抬高患肢，注意围手术期补液等，都可以降低VTE发生率。术后采用足底静脉泵、间歇充气加压装置及梯度压力弹力袜等，利用压力促使下肢静脉血流加速，减少血液淤滞，也可达到目的。在药物预防方面，指南建议：①术前停用阿司匹林、氯吡格雷等抗血小板聚集药物；②术前12小时使用低分子量肝素钠，出血风险增大，不推荐常规使用，术后12小时后可皮下注射预防剂量的低分子量肝素钠；③常用预防VTE的药物还有磺达肝癸钠、阿哌沙班、达比加群酯、利伐沙班、阿司匹林等；④有高出血风险的患者，推荐采用足底静脉泵、间歇充气加压装置及梯度压力弹力袜预防，不推荐常规行药物预防；⑤药物预防的时间至少为10～14天。

三、切口愈合不良

据文献报道，TKA后切口愈合不良的发生率为1.3%～3.9%。切口并发症的发生不仅影响患者的术后康复，更重要的是，一旦造成切口感染，很容易导致TKA的失败，后续需要长时间的处理。一般认为，TKA后切口并发症的发生主要与两方面因素相关：患者的自身情况及医源性操作。切口愈合不良常参照Dennis有关TKA切口并发症的分类方法进行分类，可表现为切口脂肪液化和拆线后切口坏死、裂开等。众多研究表明，切口愈合不良的发生与患者的自身健康状况有密切关系，类风湿关节炎、贫血、高血压、糖尿病、肥胖、长期服用激素、吸烟等基础疾病和生活习惯，都会增加切口愈合不良的发生率。其次是医源性因素，研究表明，手术时间长、切口周围软组织损伤过多和手术器械牵拉过度等都将造成切缘损伤，而TKA中长时间使用止血带，将使切缘处于缺血缺氧的状态，这些操作都将增加切口术后愈合不良的发生率。

一旦出现切口愈合不良，就意味着要对患者进行及时、有效的治疗。针对具有高危因素的患者，应在术前做好充分的准备，在改善患者自身基础情况后再进行TKA治疗。为尽量避免切口愈合不良对患者造成的伤害，不仅需要采用各种措施减少切口愈合不良的发生，还需要对其早期表现进行关注及治疗。早期切口愈合问题多出现在术后3天左右，初始多表现为切口持续渗液、切缘颜色发红等。此时需尽早进行处理，可采用切口换药、酒精湿敷、切口行红外烤灯等方式，必要时尽早行局部清创、局部切口敞开、植皮，甚至对皮瓣等积极进行干预，且密切关注是否存在深部关节腔内感染。

四、关节感染

感染是人工膝关节置换术后最严重的并发症之一，发生率一般为1%～2%。一旦发生感染，不仅会使手术失败，还会使膝关节区解剖结构发生改变，造成骨缺损、软组织挛缩及窦道形成等，增加膝关节翻修手术的难度（图4-5-1）。因此，早期诊断和早期治疗尤为重要。

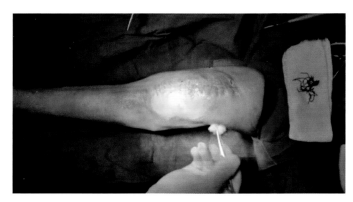

图 4-5-1　感染后局部组织炎性肿胀及窦道形成

1. 感染的途径

膝关节置换术后深部感染的途径有 2 条，即外源性和血源性。微生物通过伤口、手术过程或邻近的感染灶直接定植于假体周围的，称为外源性感染；微生物通过血管系统播散到假体周围的，称为血源性（也称内源性）感染。

外源性感染主要原因有：①手术时污染，与手术室环境、手术人员、手术器械及患者的皮肤准备等有关。②切口浅层感染波及关节，切口延迟愈合、皮肤缺血坏死、切口内血肿感染、伤口感染及缝线周围感染常是关节感染的先发事件。

血源性感染多通过菌血症发生，任何菌血症都可以引起假体周围感染的发生。常见的原因有：①牙科手术、相关牙科操作，可引起草绿色链球菌及厌氧菌感染（消化球菌、消化链球菌）。②皮肤化脓性感染，可引起葡萄球菌（金黄色葡萄球菌、表皮葡萄球菌）和链球菌（A 族和 B 族链球菌）感染。③泌尿道及消化道手术，可引起革兰氏阴性杆菌、肠球菌及厌氧菌感染。

2. 感染的常用诊断方法

（1）实验室检查：有助于感染的诊断，尤其对于迟发的慢性感染。红细胞沉降率和 C 反应蛋白是非常有价值的血清学指标。C 反应蛋白诊断感染的敏感度为 91%，特异度为 86%；红细胞沉降率的敏感度为 93%，特异度为 83%。两者结合连续观测，对感染的诊断有很高的价值。

（2）关节穿刺及微生物培养：关节穿刺检查是诊断感染的一个常用方法，应遵守以下原则：①操作时应执行严格的无菌技术。②穿刺检查前至少 2 周停用抗生素。③穿刺液应立即行涂片、培养及药敏试验检查（培养项目包括需氧菌、厌氧菌、结核分枝杆菌和真菌）。④多次培养，最常见的污染菌包括表皮葡萄球菌、类白喉杆菌和乳酸杆菌。⑤穿刺液的细胞计数、分类及生化检查。如果白细胞总数＞ 3000 个 /μL，其中多形核白细胞占 65% 以上，应怀疑有感染。

（3）影像学检查：标准连续的 X 线片，以术后 X 线片为基础，并与以后逐年拍的 X 线片进行比较，以便发现假体周围感染的证据（图 4-5-2）。CT、MRI 检查不常规作为假体周围感染的诊断方法，但可以提供细节的补充信息，如软组织肿胀、关节积液、局部脓肿形成等。

（4）放射性核素显像：骨扫描一般也不作为感染的常规诊断手段。骨扫描的价值存在争议，效果不一。采用锝 -99 标记的亚甲基磷酸盐具有较高的敏感性，但缺乏特异性。使用锝 -99 标记的单克隆抗 NCA-90 抗体 Fab 片段成像具有 82% 的准确性。

（5）组织活检：上述所有检查均已完成，但仍不能确定诊断，且临床高度怀疑感染存在时，应进行组织活检。可以采用针刺、套管针或关节镜技术取材，取材应多点进行，一般至少5～6处。术前不用抗生素，可以增加病原菌培养的阳性率。关节液及可疑组织标本经细菌培养后，即可静脉应用抗生素。术中，冷冻切片检查可以显示组织的炎症反应情况，如果组织切片中每高倍视野多形核白细胞＞5个（不包括纤维蛋白中的白细胞），则提示感染。多次涂片、关节液及组织标本培养、组织病理显示炎性肉芽组织等，可以提供较为明确的细菌感染证据。

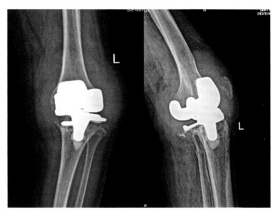

图 4-5-2　假体周围感染导致假体松动及断裂

3. 感染的治疗

临床上有许多膝关节置换术后感染的分类系统被用来指导感染的治疗，其中 Tsukayama 分类是广泛采用的分类方法。在 Tsukayama 分类中，早期感染为术后1个月以内的感染，超过1个月为晚期感染。针对不同分类的感染，应采用不同的治疗方法。

（1）保留假体清创：一般认为清创保留假体只适用于假体置换1～3个月和感染症状发作3周以内的患者。急性血源性感染患者也适合此标准。在清创手术进行前，应对患者的全身情况进行适当评估和准备。术前或术中应对5～6处的组织和关节液进行取材与培养，以明确感染诊断及确定微生物和敏感抗生素种类。如果1次清创患者感染症状未得到控制，应进行彻底的返修手术。关节镜清创效果差，只在感染诊断中有用。清创术中必须更换聚乙烯衬垫。窦道的存在或伤口不能一期覆盖是清创手术的禁忌证。

（2）一期翻修：①适应证和禁忌证。一期翻修的适应证包括明确的病原学证据和敏感抗生素，感染局限在受累关节而无全身其他部位的感染灶。一期翻修的禁忌证包括病原学证据缺乏、合并其他部位的感染、存在窦道和软组织条件差等。②手术关键点。常规不使用止血带，皮肤切口沿用原来的手术切口入路进入，切勿强行翻转髌骨造成髌腱撕脱，否则将极大影响术后膝关节的功能，必要时可以在胫骨结节内侧髌韧带处钉1个钉子，以防髌韧带撕脱。如果仍然显露困难，可行股四头肌肌腱广泛松解，如 V-Y 成形术及胫骨结节截骨等。使用器械如骨刀、线锯、往复锯等，将假体与骨水泥界面进行分离，以避免骨量的过多丢失。在敲打股骨假体时要沿着股骨纵向敲击，避免股骨髁骨折。分离胫骨假体平台界面后，可用施氏针斜行钻入平台下方，将其敲击顶出，避免骨折，最大限度地保留骨质。堵塞股骨、胫骨髓腔的骨水泥可等冲洗消毒后再去除，以免污染髓腔。清创需要更加彻底，完全清除坏死组织、滑膜和增生的炎性瘢痕组织，直至正常的肌肉、肌腱和前后关节囊显露。要求去除所有骨水泥、缝线等异物材料，特别是在去除假体后，注意再次对残余病灶和伤口用大量生理盐水脉冲冲洗，碘伏浸泡关节腔 5 分钟以上，再次用大量生理盐水脉冲冲洗干净（不少于 3000 mL）。然后，伤口内填塞黏膜碘纱布，更换手术器械、手套，重新消毒铺单。骨缺损尽量用抗生素骨水泥填充，减少异体骨和金属垫块的使用，避免异物过多，一般需采用带延长柄的髁限制性假体（图 4-5-3）。关闭切口前，用大量生理盐水脉冲冲洗（不少于 3000 mL）后，关节腔内撒入 1 g 敏感抗生素（一般是万古霉素粉剂）。放置引流管（术后夹闭 24 小时后打开）后，关闭切口并加压包扎。

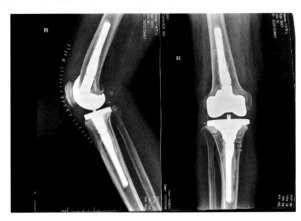

图 4-5-3　抗生素骨水泥修复骨缺损并采用延长柄的髁限制性假体

（3）二期翻修：是指首次手术取出所有异物，彻底清创，经过一定间隔后，第 2 次手术植入新的假体。该方法是目前推崇和应用最广泛的方法，被认为是治疗晚期慢性人工 TKA 后感染的金标准。二期翻修治愈率较高，文献随访报道可达 90%。缺点是需取出关节做关节成形，手术难度加大，治疗时间长，费用上升，若间隔时间较长，还会造成软组织挛缩、骨丢失，术后功能恢复欠佳。标准的二期翻修手术包括以下步骤：①取出假体、骨水泥，彻底清创；②使用含抗生素骨水泥间隔器（图 4-5-4）；③ 4 ～ 6 周非胃肠道使用敏感抗生素；④植入新的人工假体。

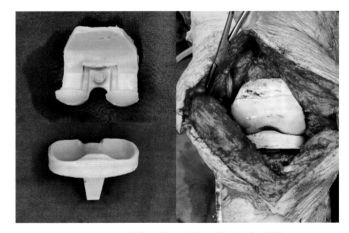

图 4-5-4　制作和使用抗生素骨水泥间隔器

（4）间隔器的问题：①根据放置后关节是否可以屈伸，可将间隔分为活动型间隔器和固定型间隔器。固定型间隔器的填充与固定效果确切，且制动效果较好，组织损伤恢复较快，但固定时间较长易造成关节僵硬，且固定期间患者不能活动患肢关节。相比于固定型间隔器，患者对于活动型间隔器的接受程度更高，后者可允许关节有一定程度的活动甚至部分负重，这样可以放置更长的时间，以待二次假体植入的时机。②采用间隔器技术不仅可以填充缺损和支撑关节结构，防止关节间隙丢失和挛缩，还可使创腔内获得高浓度的抗生素，产生一个不同的局部环境，有效杀灭无效腔及周围组织中的敏感菌。③间隔器中放置何种抗生素及放置的剂量应根据不同患者的情况和病原菌来决定。同时患者的肝肾功能及是否对抗生素过敏应同时加以考虑。

（5）使用抗生素的问题：①清创术后、一期或二期置换术后抗生素使用一般推荐 2～6 周静脉注射，口服抗生素继续使用 6～12 周。可以通过观察患者感染体征的控制情况，序列观测感染指标的下降情况来决定抗生素的使用时长及效果。②抗生素治疗结束后，可以观察 2～4 周判断感染是否有复发的迹象。如果停用抗生素而感染依然没有复发，预示翻修手术成功的可能性很大。③利福平对假体周围感染的常见细菌，如葡萄球菌，具有良好的治疗作用。一般术后利福平和静脉抗生素联合使用，后与喹诺酮类抗生素联合口服，对感染的控制和治疗具有较好的作用。一般不单独使用利福平治疗感染，易产生耐药性。

4. 感染的预防

膝关节置换术后感染的预防是一个系统工程，与许多因素有关，包括以下几个方面。

（1）术前措施：①详细询问病史，了解可能存在的易感因素。②纠正贫血、低蛋白血症，戒烟，改善营养状况，控制血糖，随机血糖 < 11.1 mmol/L。生物型免疫抑制剂术前停用 3～5 个半衰期。③术前 30 分钟使用第二代头孢菌素预防感染，手术时间延长应追加抗生素。④术前皮肤的清洁和准备。

（2）术中措施（图 4-5-5）：①无尘手术室。②减少人员流动。③充分保护软组织。④微创操作，减少出血。可以静脉或局部使用氨甲环酸，避免输血。⑤创面冲洗，优质地缝合创口。

（3）术后措施：①预防性抗生素应用 1 个或 2 个剂量。②防止血肿形成和伤口渗液。③纠正贫血和低蛋白血症。

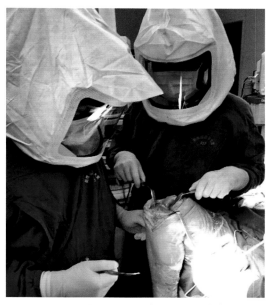

图 4-5-5　术中预防感染措施

五、假体无菌性松动

理论上讲，无论是水泥型还是非水泥型假体，寿命有限，最终都可能发生松动。大量文献报道的膝关节假体 10 年松动率为 5%～10%。各项研究表明，松动的发生是多种因素造成的，包括假体的设计、选择及固定，病例选择，术前准备，手术技术，有无并发症，骨床质量及术后活动方式和强度等。

人工全膝关节表面置换术后膝关节假体的使用寿命有一个规律，在正常使用的情况下，如果 1～5 年出现假体松动、膝关节疼痛的情况，多数是由感染导致的。在某些情况下，一些低毒的细菌感染后并没有出现典型表现，如发红、发热、肿胀、疼痛，而仅仅表现为不明原因的疼痛，这时就需要高度警惕。检查相关炎症指标看看有无异常，此时可以算早期假体失败。如果 8～10 年出现假体松动，在排除感染的前提下，首先考虑下肢力线不良导致的机械磨损加重，进而导致局部无菌性炎症激活，局部骨质吸收，使得假体固定失败，算中期的假体松动。在 15 年左右甚至更长时间的假体松动，可以算是达到了理论的使用寿命，但随着目前假体设计、手术技巧、假体制作工艺的进一步发展和提高，实际的使用时间还在延长，且膝关节置换一般都是老年患者，随着年龄增加，活动量的下降，基本一生置换一次就可以了。

1. 膝关节假体无菌性松动的诊断

（1）临床表现：膝关节置换术后产生无菌性松动的患者，轻者可无任何症状，重者常表现为关节功能障碍和局部疼痛的进行性加重。临床医生通过严密的体格检查可对人工关节置换术后假体是否发生松动做出初步诊断。假体无菌性松动引起的疼痛程度与负重有着密切关系，可以用来区别关节感染所致的疼痛。

（2）影像学表现：可以为膝关节置换术后无菌性松动提供重要依据，其中最常用的是 X 线片。松动的假体周围会存在直径＞2 mm 的透亮带，可作为假体松动的诊断依据（图 4-5-6）。随着影像学技术的发展，其已成为评估假体松动最主要的手段。X 线片可显示出假体的移位和周围骨溶解范围。假体周围出现一圈透亮线往往认为是无菌性松动的重要指征，意味着骨–假体界面破坏。X 线片的评估还与医生的经验水平等密切相关，往往在客观上无法对其做出准确的早期诊断。

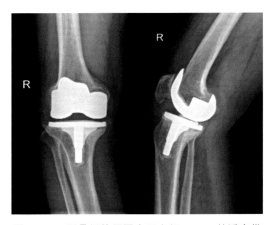

图 4-5-6　胫骨假体周围出现直径＞2 mm 的透亮带

假体松动在 CT 上表现为假体周围＞2 mm 的均匀透亮线影，骨溶解可表现为边界清晰的囊样透亮区，单发或多发，部分形成硬化边，其诊断价值比 X 线好，但由于 CT 扫描中假体周围会产生射束状硬化性伪影，对假体周围骨质结构的评估具有极大干扰。

在 MR 图像上无菌性松动表现为假体周围光滑的线形或环形中等信号，在短时反转恢复序列（short time inversion recovery，STIR）中表现为稍高信号，骨溶解区呈 T_1 中低混杂信号、T_2 高低混杂信号，STIR 上呈高低混杂信号。MRI 可对假体周围的软组织情况做出准确判断，因此十分敏感。但该技术同样存在金属伪影的干扰，即使通过调整成像参数、采用快速自旋回波成像等方法可以有效降低假体周围金属伪影的干扰，取得更加清晰的图像，但由于导致局部软组织信号异常的因素较多，因此特异性不强，临床应用局限。

放射性核素显像技术在显示组织、器官形态的基础上，可以反映其代谢情况和功能状况，与普通的影像学检查相比，能更早地发现病变。但由于局部炎症、代谢性骨病等都可引起病变骨组织的异常放射性浓聚，所以该方法在无菌性松动的诊断中特异性差，在临床应用中有所局限。

2. 膝关节假体无菌性松动的治疗

膝关节假体无菌性松动的治疗方法主要是关节翻修，翻修手术成功的关键在于术前计划、小心取出松动假体、选择合适的翻修假体和修复骨缺损及下肢力线。

术前完善影像学检查，包括膝关节正侧位 X 线及下肢全长 X 线检查，CT 检查及 MRI 检查亦非常必要。除根据影像学检查外，同时应结合临床体格检查，来评估膝关节韧带及骨缺损情况，制定合理的翻修方案，准备齐全的翻修工具及不同类型的翻修假体。

在显露过程中，切除瘢痕组织，充分进行松解，避免并发髌腱撕脱损伤。取出旧假体过程中，小心清理原假体周围骨水泥，尽可能保留骨量，避免发生骨折。修复骨缺损可根据骨缺损的严重程度，采用植骨、螺钉、垫块等技术。翻修假体建议选择带髓内延长杆的假体，有利于准确恢复下肢力线，并增加假体的稳定性（图 4-5-7）。

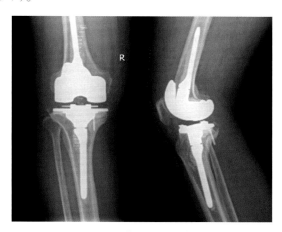

图 4-5-7　带延长杆翻修假体

六、膝关节假体周围骨折

1. 膝关节假体周围骨折的概述

TKA 后假体周围骨折可包括股骨、胫骨和髌骨，最常见的是股骨髁上骨折。TKA 后假体周围骨折的发生率为 0.1% ～ 2.5%，而股骨髁上骨折是围手术期最常见的假体周围骨折，发生率为 0.3% ～ 2.5%；胫骨假体周围骨折较少见，在初次 TKA 后发生率为 0.4%。许多因素都与增加假体周围骨折的风险相关，例如术后活动量增加、手术本身引起的骨量减少、内植物造成的应力遮挡，以及患者自身骨质疏松、高龄、有类风湿关节炎、长期服用糖皮质激素、有神经系统疾病等。Rorabeck 提出，股骨远端假体周围骨折分为 3 型：Ⅰ 型骨折无移位且假体稳定，Ⅱ 型骨折移位 5 mm 或成角 5° 而假体稳定，Ⅲ 型假体不稳定。

2. 膝关节假体周围骨折的诊断

仔细体格检查和详细询问病史有助于发现骨折发生的原因及机制。每例患者均应评估骨折原因（低能量或高能量），早期膝关节疼痛提示假体松动。另外详细了解初次置换诊疗经过有助于发现导致预后不良的危险因素。应记录神经肌肉体格检查症状，并排除开放性骨折。当患者出现临床感染症状时，应考虑细菌性松动，并进行关节积液检查，获得白细胞计数和细菌培养结果。标准正位和侧位片有助于对骨折进行分类，评估假体稳定性。有时 X 线片并不能准确反映假体稳定性，而 CT 扫描可发现假体松动。

3. 膝关节假体周围骨折的治疗

膝关节假体周围骨折的治疗目标是在患者无痛的情况下恢复膝关节的稳定性及原本的力线结构和活动范围（＞ 90°），改善骨质丢失比关节置换翻修术更重要。对于常见的股骨髁上骨折，治疗方式的选择应综合考虑假体位置、骨折类型、骨质疏松程度及患者一般情况等，尽量在保证下肢力线的前提下，对骨折进行复位固定，同时保持膝关节的稳定和活动。

（1）保守治疗：多数假体周围骨折可进行手术治疗，对于无移位骨折、无活动能力或有严重合并症患者可选择非手术治疗，如夹板、石膏、制动器或皮牵引。肢体应伸直制动 4 ～ 6 周，且不负重。保守治疗所需时间较长，可能发生骨折不愈合、畸形愈合、膝关节活动度下降和制动相关并发症（深静脉血栓形成、肺栓塞、肌肉萎缩、呼吸功能不全、压疮、感染）。

（2）锁定钢板内固定：对于假体稳定、骨量较多的患者，钢板和髓内钉是较为理想的治疗选择。尽管有多种内固定钢板可供选择，锁定钢板由于生物力学强度更大、适合骨质疏松骨折固定、不愈合发生率较低及减少二次手术风险等优点，成为治疗首选（图 4-5-8）。锁定钢板进行微创内固定，可减少软组织损伤和骨膜剥离。Horneff 认为与髓内钉相比，锁定钢板固定骨折愈合率更高，完全负重时间无差异，下肢再手术率较低。

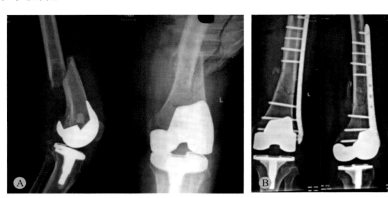

图 4-5-8　膝关节置换术后股骨下段采用锁定钢板内固定

（3）髓内钉固定：与钢板固定相比，髓内钉固定颇受争议。逆行髓内钉可负载分担稳定骨折、减少出血、缩短手术时间和保护软组织。髓内钉固定时患者可取仰卧位，利于进行术中切开。此外，对于 TKA 的患者避免外侧切口，可避免发生伤口闭合问题。传统治疗主要为逆行髓内钉固定（图 4-5-9），亦有报道使用顺行髓内钉固定。顺行髓内钉固定应具备以下条件：股骨近端无内置物、远端骨折块足够长以进行锁定钉固定，或无法进行逆行髓内钉固定。逆行髓内钉常见的使用限制为，后稳定型膝关节假体髁间盒减小，导致无法插入逆行髓内钉。对于保留十字韧带的假体髁间盒，不同厂家的假体有所不同。多数情况下，凹口直径为 11 ～ 20 mm，所允许通过髓内钉直径最少＜ 10 mm。因此，应在术前了解假体类型和股骨管宽度，从而选择尺寸合适的髓内钉。从复位角度分析，由于髓内钉在髁上贴合欠佳、在骨质疏松时固定欠佳，可能导致内翻畸形的发生。髓内钉插入导致的肺脂肪栓塞、金属沉着病、聚乙烯假体界面磨损加剧等，也应引起注意。

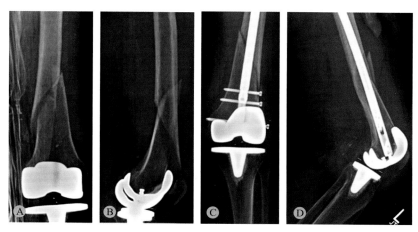

图 4-5-9　膝关节置换术后股骨下段采用逆行髓内钉固定

（4）翻修术：治疗假体周围骨折的其他选择包括带柄股骨假体置换和股骨远端置换。对于股骨远端粉碎明显的骨折螺钉固定较困难或假体不稳的患者，不适用锁定钢板和逆行髓内钉固定，使用带柄股骨假体或股骨远端置换，可使患者早期负重活动（图 4-5-10）。Chen 认为对于骨质减少或骨折不愈合的高危患者，应使用股骨远端置换。带柄股骨假体置换的指征包括骨折伴有假体松动或磨损，但干骺端骨质无丢失。Srinivasan 认为使用该型假体并进行恰当固定，可早期进行活动。针对股骨远端置换的研究较少，Pour 认为股骨远端置换适用于年龄较大并伴有膝关节异常的患者。进行股骨远端置换的指征包括骨质减少、股骨假体松动、韧带损伤和冠状面不稳等。Jassim 认为该术式有利于缓解膝关节疼痛、使膝关节即刻获得稳定性。尽管具有上述优点，但其并发症发生率较高，如感染、松动、股骨骨折及术中失血导致输血等。

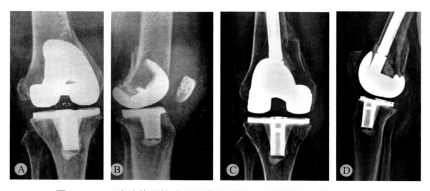

图 4-5-10　膝关节置换术后股骨远端骨折采用带柄股骨假体翻修

七、膝关节置换术后关节不稳

1. 关节不稳的概述

膝关节不稳是人工膝关节置换术后失败的重要原因，排在假体周围感染和无菌性松动之后，在 TKA 后翻修的原因中居第 3 位，占膝关节翻修手术的 10% ～ 22%。尤其在人工膝关节置换术后的 5 年内，关节不稳占并发症的 26%。

目前对于膝关节不稳没有统一定义，多数学者认为下列情况可提示膝关节不稳：伸直位内侧间隙张开＞2 mm，外侧间隙张开＞3 mm；屈曲位内侧间隙张开＞3 mm，外侧间隙张开＞4 mm。当胫骨平台前后移位超过5 mm或可以被动脱位时，膝关节存在前后向不稳。髌骨的半脱位或脱位也被视为膝关节不稳的一部分。

膝关节不稳的常见原因有：①假体选择不当；②术中韧带平衡不良或截骨力线不正；③截骨量过多或胫骨垫偏薄；④股骨远端与股骨后髁截骨量差异过大；⑤胫骨后倾问题。

2. 膝关节不稳的评估

评估膝关节不稳的第一步是病史回顾及体格检查，需注意以下几个方面：初次TKA时的手术适应证；术前存在的畸形及挛缩情况；膝关节手术史；切口并发症；当前的不稳定感；症状开始时间；反复关节积液；局部疼痛。

以上检查需尽量准确，但其关注点除了膝关节本身外，还应注意导致膝关节不稳的关节外因素。因此在评估膝关节之前，应首先排查全身或局部可能存在的神经、肌肉病变，髋关节或踝关节畸形及疼痛区域（尤其是鹅足和Gerdy结节）。

膝关节内外翻应力测试应在完全伸直位，屈膝30°和90°来评估膝关节的稳定性。膝关节前后松弛度应通过前后抽屉试验来评估。一个比较有用的方法是患者坐立于检查床上，膝关节屈曲至90°自然下垂，通过晃动足部来评估屈膝间隙增加的程度。

对于评价TKA后的疼痛，应首先排除感染的可能，这是导致TKA失败的首要因素。目前，肌肉与骨骼感染协会（Musculoskeletal Infection Society，MSIS）以及相关支持性研究已经提出了标准的诊断路径。其诊断检查包括红细胞沉降率、C反应蛋白、关节穿刺取关节液行白细胞计数、分类及细菌培养。也正因为这样，关节穿刺经常被用于排除感染。关节不稳可表现为由于关节内的微损伤引起的关节积血，这也是诊断关节不稳的一个原因。

膝关节的影像学分析应包括假体位置、肢体对线及假体相关部件的位置。常规的拍片应包括膝关节正侧位片（图4-5-11）、双下肢全长负重位片和髌骨切线位片。膝关节正侧位片还应包括内外翻应力位片，借此可评估内外侧副韧带的状况及确认是否存在可复位的畸形。侧位片应在完全伸直、屈膝90°及全屈膝位3个位置分别拍摄。通过不同的位置来评估胫骨相对于股骨的移位情况、假体位置、屈膝间隙和胫骨后倾情况。全长X线片则有利于通过参考对比股骨和胫股解剖轴及机械轴来评估假体的位置。同时应该比较术前和术后即刻的X线片，以便对疾病的演变有进一步了解。当怀疑假体存在对线不良时应进行CT扫描。尽管证据不多，但MRI也可用来评估软组织及假体的旋转情况，不过想要获得这样的资料存在一定的技术要求，即使使用金属伪影抑制技术也有一定难度。

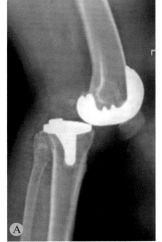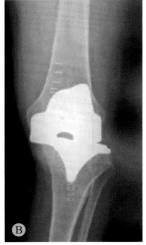

A. 侧位X线片；B. 正位X线片

图4-5-11　膝关节置换术后胫股关节脱位的X线片

3. 关节不稳的分类及治疗

膝关节置换术后关节不稳可分为 3 种类型：屈曲不稳、伸直不稳和膝关节反屈。髌骨的半脱位和脱位也属于膝关节不稳的一种。

TKA 后关节不稳重在预防，做好术前的精细准备和术中的正确操作。Abdel 等通过对术后不稳发生的原因进行研究发现，尽管假体设计和患者自身的相关因素在某种程度上是影响因素之一，但术者的技巧是最重要的因素。术后发生的不稳早期可通过护膝支具固定，等待软组织瘢痕粘连，有望达到稳定。对中期出现的不稳定，如果不严重也可佩戴支具并增强肌肉收缩运动，也有望逐渐适应日常生活。对于持续性疼痛、肿胀、跛行及活动障碍等，佩戴支具估计很难获得满意效果，需要进行翻修。非手术治疗失败、持续疼痛、中度以上不稳定时，有翻修手术适应证。翻修手术最关键的是要明确病因，调整至伸直与屈曲间隙相同，复原韧带及骨组织，纠正关节力线。TKA 后屈曲不稳定患者的翻修推荐遵循以下要点：减少胫骨后倾角，纠正旋转对位不良，抬高关节线，改善股骨髁骨缺损。对于假体的选择，PCL 保留型膝关节假体（CR 假体）提供的稳定性非常不理想，而 PCL 替代型膝关节假体（PS 假体）可增加矢状面的稳定性，内外翻限制性假体可显著增加冠状面的稳定性，膝关节最终的稳定性靠铰链膝关节假体。对于对称性伸膝不稳定，如果是胫骨截骨过多，可使用增厚的衬垫；对于股骨侧截骨过多的患者，要使用股骨远端增厚垫片；对于非对称性不稳定，可以进行一侧韧带松解；对于屈曲不稳定，可以采用后稳定型假体。反屈畸形最容易发生于神经肌肉源性疾病患者，术中可以减少股骨远端截骨或使用股骨远端增厚垫片的方法，必要时采用旋转铰链型假体。

（1）屈曲不稳的特点及治疗策略：屈曲不稳可见于没有影像学证据的对线不良或假体松动的患者，这个问题一直都存在漏诊的情况，尤其对于使用 CR 假体的病例。当然，屈曲不稳定也可见于使用 PS 假体的患者。这些患者症状与体征表现多样，从普通的不适感到膝关节完全脱位。

在使用 CR 假体患者中，导致屈曲不稳的原因包括手术操作不当或后期 PCL 失效。手术操作不当包括屈曲间隙松弛（如股骨假体选择过小或胫骨过大后倾）或对术前 PCL 已断裂存在误诊。当然也应该避免过紧的屈膝间隙，这样更容易导致患者术后出现膝关节僵直。手法松解并过度屈膝牵拉 PCL 可能导致迟发性 PCL 断裂并屈曲不稳。在一些缓慢进展的不稳定病例中，PCL 可出现退变，进而导致屈曲不稳。另外，临床上也可以观察到在屈膝 90° 时，小腿在重力下垂时会出现胫骨后坠的现象。

PS 假体是通过聚乙烯垫片的立柱和股骨髁假体的凸轮机制来防止膝关节完全脱位的。不过不平衡的屈曲间隙可能会影响膝关节稳定性，从而导致胫骨前移及不稳定。在体格检查过程中，胫骨前移通常出现在屈膝 90° 时。此外还应仔细鉴别膝关节周围多处的软组织压痛（包括鹅足、髌骨周围、腘绳肌腱区域）及反复膝关节肿胀（如膝关节积血）等症状。

2014 年 Abdel 和他的团队研究分析了 60 例因为单纯的屈曲不稳而进行翻修的病例，发现屈曲不稳和股骨髁偏心距减少 4 mm 及关节线下移 6 mm 显著相关。同时胫骨后倾增加到 5° 也是屈曲不稳的一个预测因素。

翻修手术操作必须循序渐进。通常第一步需要纠正过大的胫骨后倾，第二步是重建关节线及旋转对线。接下来则是选用稍大的股骨假体，大小平均增加约 4 mm，但如果屈曲间隙仍不平衡，则需要增加股骨远端伸直间隙的截骨量，以此评估屈曲及伸直间隙，最终需要选择更厚的聚乙烯垫片。

（2）伸直不稳的特点及治疗策略：伸直不稳根据伸直的矩形或梯形间隙可分为对称性和非对称性两种，对称性不稳定可由股骨远端或胫骨近端过多的截骨造成，而这两种情况都有可能导致间隙过大而出现假体填充不足。

胫骨近端过多的截骨对屈伸间隙造成的影响相对容易处理。通常使用较厚的聚乙烯衬垫就可以处理对称性的伸直不稳。不过问题在于过多的胫骨截骨，其基座的强度相对降低，从而影响胫骨假体远期固定的质量。股骨远端截骨量过多造成的伸直不稳使用厚聚乙烯垫片不合适，因为厚聚乙烯垫片植入后会出现关节线上移，而且还会使屈膝间隙过紧。处理方法应该是通过使用股骨远端垫块来重建恢复关节线，而过度的关节线上移会出现屈曲困难以及髌骨填塞。

非对称性不稳定则相对常见，多由于术前的膝关节成角畸形没有得到完全纠正或是因为手术本身导致的韧带不稳定。术中术者对软组织松解太过谨慎可导致膝关节成角畸形纠正不足，因此这样的问题通常是由于术者担心过度的松弛可能导致矫枉过正，从而导致相反的畸形。

对于内翻膝，松解 MCL 时必须保持在骨膜下进行，这一项技术最早由 Insall 和他的团队进行描述。当 MCL 的胫骨止点松解完成后，将足外旋，但需避免将鹅足撕脱。伸直间隙的内侧过度紧张容易导致聚乙烯垫片内侧应力集中，进而导致聚乙烯垫片内侧磨损以及 TKA 后再次出现膝关节内翻畸形，从而导致手术失败。

对于外翻膝，其风险是膝关节外侧松解不足从而引起内侧松弛。这种情况下内侧软组织在术后不会恢复紧张，患者会因为复发畸形再次就诊。由于膝关节外侧不稳定很难被容忍，而进行外侧松解又需要面临损伤邻近结构的风险，例如腓总神经。因此面对这种畸形，使用间隙平衡法技术就显得有一定的挑战性。2005 年，Clarke 与其研究团队提出了拉花样的松解技术。这项技术允许逐渐松解，其效果也更加可靠。当使用椎板撑开器撑开外侧间隙时，保持一定张力，使用手术刀或针头对所有可以触摸到的紧张部分进行松解。使用椎板撑开器可以允许手术医师即刻检查松解效果并避免过度松解导致的外侧间隙过大。对于外翻畸形＞ 20° 的患者，外侧副韧带的松解通常就需要使用拉花样松解。

医源性的韧带不稳定通常是因为胫骨截骨过程中或是术中内外翻应力测试时用力过度，导致直接的 MCL 损伤引起的。如果韧带是完全性的撕脱，则可以使用 Krackow 缝合法将其修复回原止点。完全性的韧带断裂通常需要使用腘绳肌移植加强。典型的办法是腘绳肌胫骨侧的完整保留，通过股骨髁部的钻孔将其固定在 MCL 的股骨止点上。修复完成后需要仔细测试膝关节稳定性并考虑使用限制性假体。Leopold 与其研究团队报告了直接修复，术后使用支具保护 6 周获得了较好的效果。

（3）膝关节反屈的特点及治疗策略：膝关节反屈也就是大家所熟知的膝关节过伸不稳定。TKA 后发生率较低，仅为 0.5% ～ 1%。反屈畸形多由股四头肌无力、瘫痪、骨骼畸形、HTO 手术史及足部跖屈造成。因此，处理这样的畸形通常很有挑战性。术中，细致的软组织处理是纠正反屈畸形的关键。而选择假体的限制级别也需要特别注意。当仅有骨畸形而不伴有软组织无力的情况则是例外，通过截骨便可充分纠正。

造成膝关节反屈的风险因素包括神经肌肉问题、类风湿关节炎、固定外翻畸形及股四头肌无力。在小儿麻痹症患者中，神经肌肉功能障碍是引发膝关节反屈的最常见原因。这种疾病通常累及一侧下肢并导致运动神经元损伤，从而造成软瘫。患膝通常外翻、侧副韧带松弛、反屈以及胫骨外旋畸形。

面对这样的情况，TKA 通常可以缓解疼痛，但在膝关节稳定性及功能转归方面目前疗效并不可靠。

不伴有肌肉神经疾病的固定外翻膝可能存在髂胫束挛缩。当膝关节伸直时，这些挛缩的结构处于股骨外髁前方，迫使膝关节过伸从而造成反屈。类风湿关节炎可对膝关节 ACL 及侧副韧带造成破坏，从而造成膝关节不稳及反屈畸形。

股四头肌无力的患者，TKA 后膝关节反屈的复发风险较高，原因是这些患者在步态的伸膝阶段趋于通过锁住膝关节，从而代偿伸膝装置无力并避免膝关节不稳定。对于有过 HTO 手术史的膝关节反屈患者，需要进行详细的影像学评估，因为这类患者的胫骨前方可能存在磨损并引起胫骨平台前倾。

目前纠正膝关节反屈的方法常用的有 3 种：减少股骨远端截骨量，使伸直间隙变紧，但此方法存在一定技术难度；使用厚聚乙烯衬垫；股骨侧假体轻度屈曲位放置。需要注意的是，当面对软组织情况较差的患者时，最好选择使用旋转铰链膝关节假体来获得伸直位固定，并降低术后过伸不稳定的风险。

（4）髌股关节不稳的特点及治疗策略：髌股关节不稳包括髌股关节轨迹不良、髌骨半脱位或脱位，其中尤以髌股关节轨迹不良最为常见，不仅会造成膝前区疼痛，还会加速聚乙烯磨损等情况，影响人工关节的寿命。造成髌股轨迹不良的因素包括：股骨假体外旋不足；股骨或胫骨假体内移；胫骨平台内旋；髌骨半脱位、髌骨厚；股骨假体前移较多；膝外翻。因此在术中应根据存在的危险因素给予对应处理。在术前当明显膝关节外翻和胫骨外旋畸形同时存在时，股四头肌的力量将髌骨拉向外侧，术后容易出现髌股关节轨迹不良。此时，术中应注意纠正内、外翻畸形，且可适当将胫骨假体于偏外侧以 3° ～ 5° 的外旋位置放置，以减少外侧牵拉偏移髌骨的力量，且不影响术后正确的力线。

八、MCL 损伤

MCL 是膝关节内侧重要稳定结构，由浅、深两层组成，TKA 中保持其完整性对于术后关节功能和假体使用寿命具有重要意义。文献报道显示，TKA 中 MCL 损伤发生率为 0.8% ～ 2.7%，肥胖患者发生率高达 8%。如果 MCL 损伤处理不当，术后会发生关节不稳、疼痛等症状，还会加速假体磨损，最终导致手术失败。

TKA 中 MCL 损伤可能发生在矫正内翻畸形进行内侧软组织松解时，去除胫骨内侧平台边缘骨赘或股骨内髁周缘骨赘进行胫骨平台截骨时，摆锯直接造成损伤，或应用电刀或手术刀切除内侧半月板时损伤。因术中 MCL 损伤体征较隐匿或术者经验不足，此类损伤容易被忽略。MCL 损伤的标志体征主要有术中突然获得膝关节充分显露、内侧胫骨平台容易外旋脱出及屈曲间隙突然增大等。

TKA 中 MCL 损伤会使膝关节内侧间隙增宽，造成膝关节冠状位内外侧不平衡，破坏膝关节内侧枢轴的动力学关系，导致膝关节不稳定及假体磨损、松动。因此，对 TKA 中的 MCL 损伤应当给予恰当处理，恢复膝关节的稳定性。

对于 MCL 体部断裂的病例，如果两侧断端整齐，长度充分，修复后断端张力大小合适，可以采用不可吸收缝线断端间断加强缝合的方法进行修复。对于断端欠整齐、有缺损或者直接缝合之后仍有间隙的病例，可以采用自体半腱肌肌腱或股四头肌肌腱移植加强重建，必要时使用带缝线锚钉辅助移植物的锚固固定。对于 MCL 胫骨侧止点的撕脱，可以采用带缝线锚钉进行重建。而对于 TKA 中股骨侧止点的撕脱损伤，可采用带垫圈螺钉固定或带缝线锚钉的方法进行修复。TKA 中出现 MCL 损伤进行修复重建时，推荐采用后稳定型 PS 假体，术后在膝关节铰链支具保护下进行功能康复锻炼。

良好的内侧结构修复结合非限制性假体的应用应当成为 TKA 中 MCL 损伤的最佳处理方法。只有在内侧结构修复无法获得基本的内外侧平衡的情况下，才应当考虑使用高限制性假体。但是，高限制性假体会将更多的应力传递到骨－骨水泥以及假体－骨水泥之间的界面，使其相较于非限制性假体具有更高的假体松动率；而且，高限制性假体往往需要在股骨髁间部位去除更多的骨质，常需要使用髓内延长杆，造成更多的骨质丢失，为可能的翻修手术带来困难。

九、髌韧带损伤

人工全膝关节置换术中，髌韧带损伤是较少见但较严重的并发症之一，发生率为 0.17% ～ 2.5%。由于伸膝装置的破坏会导致患者术后膝关节功能障碍，所以术中如何预防髌韧带损伤并及时有效地修复重建，一直是广大术者关心的问题。

1. 髌韧带损伤的原因

对于肥胖、合并肾脏疾病、甲状旁腺功能亢进症、糖尿病、系统性红斑狼疮、类风湿关节炎及长期使用糖皮质激素的患者，由于肌纤维萎缩，胶原纤维减少、变性，局部肌腱组织血供较差，使得腱－骨结合处变弱，易发生髌韧带撕脱断裂。对于有膝关节手术史致局部组织瘢痕愈合或因髌骨半脱位行髌骨复位术及外侧支持带松解致局部血供受损的患者，髌韧带断裂风险更大。而对于创伤性关节炎、类风湿关节炎等术中显露困难的患者，如果对伸膝装置保护不当或暴力操作，也会造成髌韧带撕脱断裂。还有极少部分损伤是术中胫骨平台截骨不当所致。

2. 髌韧带损伤的预防

目前，预防人工 TKA 中髌韧带损伤的方法主要是在术中暴露时予以保护，必要时行股四头肌侧减张成形术和胫骨结节侧截骨减张术。

人工 TKA 以髌旁内侧入路为主，在显露膝关节结构时，特别是对于肥胖、膝关节僵直或合并严重屈曲畸形的类风湿关节炎患者，伸膝装置会阻挡手术视野，增加手术操作难度。有报道推荐在切开关节囊后，屈曲膝关节，沿胫骨内侧将附着的软组织从胫骨平台及胫骨干骺端行骨膜下剥离，直至超过胫骨干中线，必要时可到达后方，后助手外旋胫骨，降低髌骨外翻或外移时的张力，以有效避免髌韧带损伤。

如果通过以上方法处理后，髌骨外翻或移位仍困难，以及在后续过度屈曲及放置板钩时仍存在髌韧带损伤风险时，可主动减小韧带张力，避免撕裂或撕脱，与发生损伤后被动修复重建相比更可靠，术后效果更好。Trousdale 和 Scott 等通过股四头肌肌腱 V-Y 成形，可降低髌韧带张力，方便髌骨外翻。Garvin 等提出了一种将股直肌部分切断的显露方法，在常规髌旁内侧入路的基础上沿切口上端（肌肉和肌腱结合处）斜向外上延伸，在股直肌做一短切口，可以减小伸膝装置张力，避免髌韧带损伤。该方法最大的优点是术后可早期活动，不影响患者功能锻炼，无伸膝迟滞问题。

Whitesidel 和 Barrack 等建议在行胫骨结节截骨时，可从内侧将胫骨嵴连同胫骨结节一起截断，保留其在外侧连接，形成铰链样结构后向外侧翻开，这样在减小髌韧带张力的同时保证了骨质连续性，手术结束后使用钢丝或螺钉重新固定。

3. 髌韧带损伤的处理

对于人工 TKA 中髌韧带损伤通常需手术处理，处理方式的选择与损伤程度及时间直接相关，包括单纯直接缝合，锚钉、钢丝捆扎，联合使用自体股薄肌腱、阔筋膜、跖肌腱、半腱肌及腓肠肌内侧头旋转肌瓣修复，必要时还需使用其他合成材料加固，甚至同种异体组织重建韧带。

如果髌韧带从髌骨下极撕脱，宜采用传统的 Bunnell 或 Kessler 缝合法，首先髌韧带近端加强缝合后，将缝线穿过与髌骨纵轴平行的骨隧道并拉紧。该修复方法关键点是在维持髌韧带张力的情况下恢复其原有长度，以恢复髌骨原高度。

与髌骨下极损伤相比，胫骨结节侧韧带撕裂或撕脱修复更困难。除了上述缝线锚钉修复方法外，Abril 等介绍了一种髌韧带修复方法，首先用骨凿在胫骨结节处制作一长约 1.5 cm 的弧形凹槽，然后用不可吸收缝线根据 Bunnell 缝合法将髌韧带缝合在骨槽上，并将其尾端分成 2 束，分别从骨槽远端的孔中穿出并固定。Kelikian 等提出使用半腱肌修复断裂髌韧带，该方法是将半腱肌近端肌腱结合处分离，保留其远端在胫骨上的附着，然后在胫骨结节及髌骨处钻孔，将游离的半腱肌近端穿过胫骨结节和髌骨隧道后与其起始部缝合固定，如果长度不够，还可使用股薄肌腱来加强。

当髌韧带损伤严重难以修复，或者自身较薄弱、修复不能够获得良好疗效时，需考虑髌韧带重建术。经典方法是同种异体跟腱重建髌韧带，选取带有 30 mm × 10 mm × 10 mm 大小骨块的同种异体跟腱，将其腱性游离端分成 2 束后分别进行编织缝合，然后用摆锯在胫骨结节处进行骨床准备，此时注意将骨槽近端修整为垂直形状，防止植骨块向近端移位；用 3.5 mm 松质骨螺钉固定同种异体跟腱，并将编织的腱束穿过平行于髌骨纵轴的 8 mm 骨隧道；于屈膝 30° ～ 45° 摄膝关节侧位 X 线片，通过与健侧膝关节比较，判断髌骨位置及合适的髌韧带长度；用不可吸收缝线将同种异体跟腱游离端与股四头肌扩张部缝合固定，剩余肌腱从髌骨表面翻转后与其自身缝合。

4. 髌韧带修复重建术后的功能锻炼

关于髌韧带修复重建术后的制动与康复锻炼时间一直存在争议，过早开始锻炼会使修复重建的髌韧带提前承受较大应力，造成软组织愈合延迟甚至失败。因此既往建议患者术后至少保持 3 周膝关节伸直位制动，6 周内保持膝关节伸直位活动，6 ～ 8 周可逐渐屈曲膝关节。如果患者术后同时使用石膏支具外固定等措施，可在术后 4 ～ 6 周去掉。主动伸膝锻炼需在术后 6 周后开始，进度较缓慢，持续时间也较长，通常于术后 4 ～ 6 个月患者能恢复正常行走步态，1 年后开始有较高水平的活动。

十、关节僵硬

文献对于 TKA 后膝关节僵硬尚无统一定义。有学者认为，TKA 后 12 周膝关节伸膝迟滞 > 10° 并（或）屈曲 < 90° 为膝关节僵硬。现在一般认为，TKA 后膝关节屈曲 < 90° 为膝关节僵硬。关节僵硬是 TKA 后发生率相对较低的并发症之一，主要表现为日常生活中膝关节活动功能受限，尤其是上下楼梯、坐下及起立困难。

1. 关节僵硬的原因

（1）术前因素：膝关节术前屈曲度与术后屈曲度明显相关。术前给予一段时间膝关节积极功能锻炼，可以提高术后关节活动度。瘢痕体质被认为可以增加术后关节纤维化，影响术后屈曲度。肥胖、心理因素、神经系统疾病（帕金森病）、关节滑膜炎、血友病、淋巴水肿和周围血管疾病，都被认为对屈曲度有影响。

（2）术中因素：导致 TKA 后僵硬的术中因素主要包括以下几个方面。①衬垫厚薄不当和（或）假体大小选择不当，截骨量过多或过少：伸屈膝间隙同时紧张常见于胫骨近端截骨不足或使用加厚的聚乙烯衬垫，也可见于后髁截骨不足，后髁截骨不足在伸膝时可以限制后关节囊伸展，在屈膝时聚乙烯衬垫后方发生碰撞，同时影响屈和伸。屈膝间隙过紧，可以由股骨假体后置和股骨假体尺寸过大导致。伸膝间隙过紧常见于股骨远端截骨不足。②对线异常：股骨假体过度前置、后置和胫骨假体前倾，会限制膝关节活动度。胫骨假体前倾会导致膝关节过伸和反屈畸形，过度后倾会导致伸膝受限，引起屈曲不稳。③髌股关节：各种原因导致髌骨轨迹不良和髌股关节过度填塞，均可导致术后僵硬。因而保持髌股关节正常对位、股骨胫骨假体正常旋转位置及正常髌韧带的松紧度至关重要。④关节囊的缝合：建议在90°缝合关节囊，缝合时注意两端组织对齐。

（3）术后因素：TKA后僵硬影响因素包括以下几个方面。①异位骨化与成骨能力、软组织血肿及感染相关。②术后膝关节康复活动不到位，导致瘢痕粘连。③深部感染增加纤维结缔组织生成、关节周围血肿机化，抗凝治疗引起出血增多，都会导致关节粘连加重，干扰关节活动。④术后疼痛导致患者活动减少，可能也是因素之一。

2. 关节僵硬的治疗

（1）麻醉下手法松解：此法可认为是TKA后僵硬非手术治疗失败后的一线治疗。手法松解前要确保下肢力线和假体固定良好，无感染存在。一般在初次TKA后8周内开始进行。手法松解需缓慢及循序进行，避免造成假体周围骨折。

（2）关节镜下粘连松解术：关节镜下手术是一种微创技术，能将膝关节各个间室里的粘连松解。要排除因感染、假体与衬垫大小不合适、假体位置不良及假体松动等其他明显原因导致膝关节僵硬的患者。Schwarzkopf推荐在非手术治疗全膝关节术后僵硬膝无效3个月时，采用关节镜下松解。在关节镜下可清理髌上囊、内外侧沟、股骨假体髁间窝和聚乙烯衬垫周围的纤维粘连带、瘢痕组织及过度增生的滑膜组织，还可松解外侧支持带及股四头肌内侧扩张部，进一步提高屈曲度。但术中可能损伤股骨假体或聚乙烯衬垫。

（3）膝关节翻修术：经上述方法仍不能达到满意效果者，如果TKA超过6个月，应进行膝关节翻修。一般选用后稳定型膝关节假体作为翻修假体。多数学者认为，需要选用骨水泥型假体。翻修时解剖标志不容易辨认，最好以股骨内外上髁的连线作为解剖标志，或者将胫骨假体前方对准胫骨结节内1/3来定位。可以扩大切口以增加显露。如果充分松解后仍不能很好显露，髌骨仍不能向外侧翻开，可采用股直肌切开、股四头肌V-Y成形或胫骨结节截骨等方法。术中进行关节松解，要尽量松解后关节囊，并且对衬垫、假体、截骨量等进行纠正，以获得正确力线。翻修术后循序渐进、安全地增加关节活动范围。如果采用股四头肌成形术或胫骨结节截骨术，必要时须使用支具伸膝位固定一段时间，再逐渐开始主被动功能锻炼。

第六节　全膝关节置换术中的前沿技术

一、导航技术

1997年全球首例计算机导航辅助TKA成功开展，此后计算机导航系统在世界范围内广泛应用于临床工作。作为所谓的"被动系统（passive system）"，计算机导航系统能够实时反馈术中假体位置及手术器械的空间运动轨迹，对下一步骤的目标径路及切割深度做出预测，并将最终的预测结果以虚拟图像的形式呈现给操作者。目前计算机导航系统可根据其工作原理大致分为 3 类：基于术前影像的导航系统（image-based navigation system）、无须影像的导航系统（imageless navigation system）和手持型导航系统（handheld navigation system）。

基于术前影像的导航系统需要借助 MRI 或 CT 图像完成对关节面和下肢力线等相关信息的术前采集。无须影像的导航系统则通过术中采集髋关节、踝关节中心以及膝关节面等解剖标志的相关信息，建立虚拟坐标系并引导术者完成股骨 / 胫骨截骨。手持型导航系统通过加速度计和陀螺仪等设备的精准配合，术中自动采集患者力线信息，协助术者进行截骨及假体安放（图 4-6-1）。

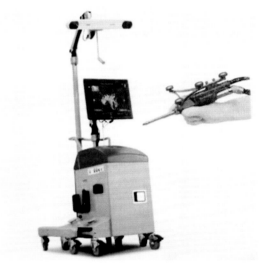

图 4-6-1　导航系统

（引自《图解膝关节置换手术操作与技巧》）

二、3D 打印截骨导板技术

3D 打印技术（three-dimensional printing technology）是快速成型技术的一种，是基于数字文件，应用粉末状金属或塑料等可黏合材料，通过逐层堆叠累积的方式制造三维实体的先进技术。现代 3D 打印技术起源于 20 世纪 80 年代。美国学者 Charles Hull 于 1984 年率先在实验室中实现了将数字模型文件打印成三维立体模型的技术。2 年后，Charles Hull 对 3D 打印技术做出改进，推出可用于商业应用的立体光固化成型法（stereo lithography apparatus，SLA），并开发出第一台商用立体光敏 3D 打印机。

在膝关节置换术领域，3D 打印技术的应用主要有两大方面：一是截骨导板、截骨槽的个体化定制；二是关节假体的个体化定制，如严重畸形、肿瘤假体的关节定制等。

与传统的人工膝关节置换术相比，3D 打印技术因精准化、个体化、微创化的特点而具有无可比拟的优势。首先，个体化定制的手术方案能最大化地消除个体化差异导致的手术疗效差异；其次，精准化的截骨方案或假体设计能满足不同病患的需求；最后，微创化的手术过程也能加速患者术后恢复及关节功能重建，缩短住院时间，实现术后快速康复。

常规 TKA 中的截骨采用髓内定位具有 2 个难题。第一，打开髓腔后脂肪组织容易进入血管，增加了术后发生脂肪栓塞的风险；第二，当患者存在骨骼发育异常、骨折畸形愈合或骨折内固定术后等情况时，髓内定位杆无法顺利插入，或即使插入髓腔也无准确定位价值，往往只能根据术前 X 线片或术者经验判断，存在定位误差。而 3D 打印技术无须髓内定位，通过截骨导板完成股骨远端及胫骨近端的截骨，使以上两个问题轻松得到解决（图 4-6-2，图 4-6-3）。

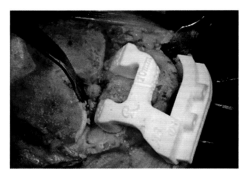
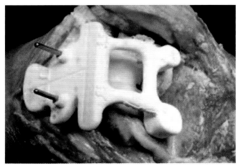

图 4-6-2　3D 打印胫骨近端截骨导板　　　　图 4-6-3　3D 打印股骨远端截骨导板

三、手术机器人技术

世界上第一个应用于人体的骨科手术机器人系统是 1991 年由美国 ISS 公司（Integrated Surgical Systems）和 IBM 共同研发的 Robodoc 手术系统，美国医师使用该手术系统于 1992 年进行了历史上第一例机器人辅助全髋关节置换术，利用机械臂自动进行股骨髓腔准备，以使髓腔更好地与假体形态匹配，为股骨假体的非骨水泥固定提供更佳的压配和接触界面。在随后的 20 多年时间里，有诸多公司相继开发了多种机器人辅助人工关节的手术系统，其中全球最主要的人工关节相关医疗器械公司都已推出了各自的可用于商业推广的手术机器人系统（图 4-6-4）。随着技术水平的不断提高，其临床应用价值也日益受到关节外科医师的关注。

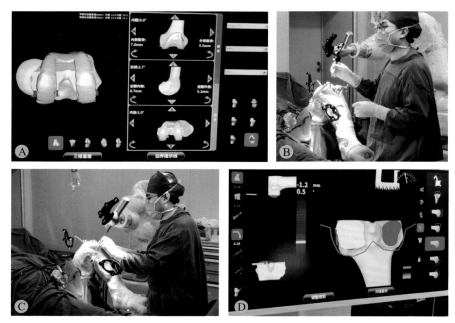

图 4-6-4　关节手术机器人系统

近年来，由于机器人辅助 TKA 技术能够通过精准的截骨实现良好的下肢对线，已逐渐获得广大临床医师的青睐。不同于计算机导航系统，手术机器人系统是一种"主动系统（active system）"。操作者在术前便可建立患者个性化模型并制订手术计划，术中由机器人指挥切割工具，自主完成截骨和假体安放等操作过程。在整个手术中，机器人系统充当了术前手术计划（由计算机系统制定）的离线传递工具。操作者能够参考术前计划对机器人进行定位，监督整个截骨过程，但无法在线修改整个操作计划。

第七节　膝关节置换的相关问题

一、止血带、氨甲环酸的应用问题

减少 TKA 术中、术后失血量的方法包括术中使用止血带、补充铁剂及使用氨甲环酸等。但研究发现，术中使用止血带并不能有效减少术后失血量。手术结束放开止血带后，下肢缺血再灌注损伤常常会同时出现，可引起局部纤溶系统功能亢进，导致术后失血增多。TKA 中应用止血带虽然减少了手术过程中的失血，但会进一步促使纤溶－凝血失衡，导致纤溶过度激活。故目前在快速康复的理念下，TKA 完全可以在不使用止血带的条件下进行。术中不使用止血带，可以减轻 TKA 后大腿肌肉疼痛、加快膝关节功能恢复、缩短住院时间，且不会增加围手术期总失血量。

氨甲环酸是一种赖氨酸衍生物合成的药物，它通过与纤溶酶和纤溶酶原上的纤维蛋白亲和部位的赖氨酸结合部位强烈吸附，阻抑纤溶酶、纤溶酶原与纤维蛋白结合，最终发挥抗纤维蛋白溶解的作用，有效减少 TKA 术中失血量。根据不同的用药剂量，氨甲环酸可以按药物体重比例使用或直接使用 1.5 g 或 3.0 g；根据不同的给药途径，氨甲环酸可以采用静脉滴注、局部应用以及口服用药；根据不同的使用时间，氨甲环酸可以术前、术中、术后或联合使用。目前《中国骨科手术加速康复围手术期氨甲环酸与抗凝血药应用的专家共识》推荐静脉和局部联合应用氨甲环酸的方法为：切开皮肤前（不用止血带者）或松止血带前 5 ~ 10 分钟，氨甲环酸 20 ~ 60 mg/kg 或 1 ~ 5 g 静脉滴注完毕，术后 24 小时内每间隔 3 ~ 4 小时给药 1 次（每次 10 mg/kg 或 1 g），联合关闭切口前，氨甲环酸 1 ~ 2 g 局部应用。然而，氨甲环酸随着次数和剂量的增加，会相应增加 VTE 发生风险。因此，术后根据出血情况应及时规范、规律使用抗凝血药。

二、术中鸡尾酒疗法的使用问题

关节腔内局部注射镇痛药物即鸡尾酒疗法，是近年来出现的 TKA 术后镇痛方法，具有较好的镇痛效果，可以较好地控制术后疼痛、减少不良反应和帮助患者康复。所谓鸡尾酒类镇痛药物，即多种药物混合配成，但是没有统一规定。关节腔周围注射药物的方案有很多种，常以局部麻醉药（罗哌卡因）为主要成分，联合激素、肾上腺素等药物，原理是消除手术伤口对疼痛的刺激和传导，以达到预防和控制术后疼痛的目的。鸡尾酒疗法的优势在于既可避免因全身给药引起的不良反应，又可避免因采用硬膜外或外周神经（股神经）阻滞镇痛导致的患肢肌肉无力和恶心、呕吐、尿潴留等并发症。有研究表明，关节腔周围注射多模式镇痛药物是安全有效、将风险降至最小的术后镇痛手段。

三、引流管的放置问题

1961 年，Waugh 和 Stinchfield 首先提出在出血较多的骨科手术中使用引流管，并研究发现其能够有效减轻切口处疼痛、减少切口周围肿胀、降低术后感染的发生率，同时可以更好地促进切口愈合，并能更快地恢复肢体的活动能力。在 TKA 开展的最初几十年内，很多骨科医师选择术后于关节腔内放置引流管，主要目的是减少切口局部血肿形成、降低切口内压力、促进早期康复及减少感染风险。但近年来随着快速康复理论的提出、围手术期出血管理理念的进步以及术后无管化护理概念的推广，越来越多的学者开始改变引流管的使用方式，甚至开始尝试不再放置引流管。Demirkale 等于 2014 年针对 482 例 TKA 后患者的 1 项随机对照研究证实，关节内放置引流管组，术后血红蛋白最大降低值显著高于不放置引流管组，故研究者认为，TKA 后不放置引流管可以有效减少术后总失血量。刘杰等的研究亦证实，单侧初次 TKA 后放置引流管组的患者，围手术期总失血量明显多于非引流组。然而，也有文献报道，术后未放置引流管可能会因关节腔压力增高，使腔内血液经关节囊裂隙渗透到皮下或膝关节周围软组织，导致皮下淤血，而血肿积聚在关节腔内可导致巨大血肿形成。关节周围组织张力增大产生疼痛不适，严重的可促使血栓形成。因此，术后是否放置引流管各有利弊，需要结合临床情况权衡使用，在保证较低并发症风险的情况下尽可能降低失血量。如果不放置引流管，则术中放开止血带后要仔细检查有无活动出血，要注意充分止血。

四、同期双膝关节置换的问题

随着 TKA 技术的发展进步，手术成功率逐年提高，对于双膝 OA 患者而言，同期双侧 TKA 成为治疗的首选。同期双侧 TKA 的优势在于：一次麻醉、一次住院即可完成两次手术，可以有效缩短住院时间，降低住院费用和麻醉风险。此外，术后可以同时进行双膝功能锻炼，有利于术后有效康复。大量文献报道称，同期双侧 TKA 是切实可行的，患者可获得好的疗效及满意度，与分期手术相比，两组总失血量相同，术后 DVT 与肺栓塞发生率相同或前者略低。然而，同期双侧 TKA 仍然存在许多弊端：随着手术时间延长，创伤大，伤口暴露时间长，感染及脂肪栓塞等风险随之增大。有研究表明，对于 75 岁以上高龄患者，同期双侧 TKA 的下肢 DVT 和心肺并发症发生率明显增高。因此，临床医师需要权衡利弊，严格把握同期双侧 TKA 的手术指征。Colen 等学者提出的手术适应证包括年龄＜ 70 岁、长期双膝疼痛、强烈要求同期关节置换的患者、全身情况良好、膝关节无陈旧性瘢痕、内翻＜ 30°、外翻＜ 20°、屈曲挛缩畸形＜ 30°、无或单一轻度内科合并疾病经术前准备能明显改善。禁忌证包括感染、严重类风湿关节炎、严重骨质疏松、关节强直或严重畸形及合并多种严重难治的内科疾病，如高血压、糖尿病、脑梗死、心功能不全Ⅱ级以上等。

五、等量截骨和间隙平衡法的选择问题

对于 TKA 而言，准确的截骨和良好的间隙平衡非常重要，是获得良好手术效果和假体长期生存率的保障。目前，进行屈伸间隙截骨和软组织平衡时采用的主要技术有测量截骨法（measured resection，MR）和间隙平衡法（gap balancing，GB）。

MR 技术在国内更为普及，主要通过骨性解剖标志（如股骨后髁连线、通髁线、Whiteside 线等）进行定位，以"补多少截多少"为原则，指导股骨旋转定位和前后髁截骨。但在临床实践中，部分患

者存在后髁发育不良、骨赘严重、磨损严重及关节内畸形等情况，因此通过股骨的解剖标志有时难以准确定位。有研究表明，单纯以股骨后髁连线为参考进行定位，49% 的患者会出现股骨假体旋转不良、屈曲失稳的表现。同时，Kinzel 等研究指出，只有 75% 的股骨外旋是 ≤ 3° 的，因此，统一将股骨外旋定位为 3° 是否合适值得商榷。

GB 技术于 30 多年前由 Freeman 等提出，其先进行屈曲位的股骨后髁截骨，获得一个内外侧平衡的屈曲间隙，并以软组织张力为参考进行伸直间隙的截骨。因为此技术存在关节线抬高的风险，Insall 等在此基础上进行改进，先进行伸直间隙的截骨，获得平衡的伸直间隙，再以此为参考，以相同的内外侧撑开张力通过撑开器械对屈曲间隙进行撑开，进行股骨前后髁的截骨定位，以达到屈曲状态下内外侧间隙的平衡和屈伸间隙的平衡（图 4-7-1）。

目前对于两种截骨方式的效果学界并无统一定论，在下肢力线、关节活动度、关节评分等主要临床指标方面，两种技术均获得了良好的临床结果，且两者之间无明显差异；因此，临床医生可根据自己熟悉的技术进行选择，以获得更短的手术时间和更少的并发症。

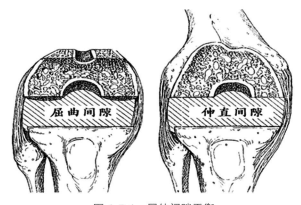

图 4-7-1 屈伸间隙平衡

六、力线对线和解剖对线的选择问题

1. 解剖对线

人体在行走过程中，双足沿着同一条直线交替向前。在单足站立相时，下肢机械轴线与地面垂直面之间的偏斜角度为 2° ～ 3°，此时膝关节线平行于地面。1983 年 Krackow 首先报道了上述现象，并于 1985 年同 Hungeford 一起提出 TKA 术前计划的解剖方案：恢复单足站立相时股骨及胫骨假体关节线与地面的平行关系。为了实现这一目的，术者需要以 2° ～ 3° 内翻进行胫骨切骨，此时的 MPTA 为 87° ～ 88°；而对于股骨侧，由于股骨机械轴线和解剖轴线存在约 6° 的夹角，因此在进行股骨侧切骨时，需要选取外翻 8° ～ 9°，此时的股骨远端解剖轴外侧角（anatomic lateral distal femoral angle，aLDFA）为 81° ～ 82°，股骨远端机械轴外侧角（mechanical lateral distal femoral angle，mLDFA）为 87° ～ 88°。

2. 力线对线（经典方案）

力线对线由 Insall 等在 1985 年提出，因操作方法的简洁性及可重复性，该方案自问世后，在 TKA 中得到了广泛应用。经典方案的核心在于保证假体植入后，其关节线垂直于下肢机械轴线。这就要求术者在操作过程中不论是股骨切骨还是胫骨切骨，都需垂直于下肢机械轴线进行。对于胫骨侧，因其解剖轴线和机械轴线的一致性，术者在确定切骨方向时相对简单；而对于股骨侧，术者可以选择股骨干轴作为参照，其内侧约 6°，即为股骨机械轴的大致走行方向。因此，对于依照运动学对线的经典方案，其 aLDFA 为 84°，mLDFA 为 90°；而 MTPA 与解剖学方案相同，为 90°。

3. 两种对线方案的比较

值得注意的是，经典方案和解剖方案最终获得的结果相同，即相同的解剖胫骨角（外翻 6°）和机械胫骨角（0°），但是术后膝关节线的走行方向略有差异。经典方案的优势在于，能够平衡人体在行走过程中的膝关节内、外侧间室负载。Insall 认为依据解剖方案，TKA 的术后力线可能会导致较高的膝关节内侧间室负载，进而增加胫骨内侧平台固定失败的风险。此外，他还进一步提出保持股骨假体的 3° 外旋，有利于平衡屈膝和伸膝间隙。

七、股骨优先和胫骨优先的问题

在 TKA 中，充分暴露截骨面，减少术中创伤，对于提高手术效果和改善预后有着重要作用，因此选择合适的截骨顺序非常重要。目前，常用的截骨顺序包括股骨优先法（独立截骨法）和胫骨优先法，而前者在临床的应用更为广泛。传统先行股骨截骨，其优势包括：①前正中入路完成股骨远端截骨后，仅需适当松解周围组织即可暴露胫骨，手术创伤小且术中失血少。②手术操作简便，手术时间短，可以有效降低感染风险。③术中股骨截骨后，胫骨平台暴露充分，为胫骨准备获得更大的操作空间，方便切除半月板，并可安全地进一步松解周围软组织。④软组织损伤程度轻。然而，有学者认为股骨优先法先截股骨侧，再截胫骨侧，容易给股骨侧的器械安放和假体安装带来困难，因此主张胫骨优先法。胫骨优先法的特点在于股骨的外旋和截骨依赖于胫骨的截骨和屈曲间隙的平衡。

八、弧形垫片的选择问题

在 CR 假体膝关节置换术中，因 PCL 过度紧张松解无效，或者 PCL 损伤及功能失效，而必须切除 PCL 方能获得平衡时，假体可有 2 个选择：PCL 替代型假体（弧形衬垫）或后稳定型假体（PS 假体）。弧形垫片假体也是 PCL 替代型假体的一种，其历史甚至早于 PS 假体。膝关节假体发展早期，由于弧形垫片引起活动度差、关节撞击等原因，其应用受到限制。近年由于设计的改进，尤其是活动承重理念的发展，弧形垫片的作用被重新认识。目前，弧形垫片假体可以作为 PCL 保留型关节失败的补救措施使用，既保留了骨量，又避免了髁间截骨。其功能达到了与 PS 假体相似的稳定性及活动度。尤其是弧形垫片结合活动承重，完全可以在使用弧形垫片的同时保留 PCL。对于国内一些类风湿关节炎、小尺寸膝关节、严重骨质疏松等病例，使用弧形垫片可避免髁间截骨造成的残留骨床骨量过少、韧带撕脱及骨折等并发症。有了 CR 假体和弧形垫片，初次置换即可不用准备 PS 假体。

九、髌骨置换与否的问题

目前一般 TKA 中对髌骨的处理方法有常规置换、选择性置换和从不置换。主张不置换髌骨的学者认为，患者本身的髌骨能够提供更好的髌骨运动轨迹，提升膝关节的功能，避免发生假体相关并发症。置换髌骨后，髌骨骨折、骨坏死、伸膝装置断裂等并发症发生率会明显增加，且会出现假体松动、破裂等由假体本身引起的并发症。在 TKA 中施行髌骨成形术，去除髌周骨赘、修整髌股关节面并行髌周电灼去神经化，可以有效降低髌股关节相关并发症的发生率。而主张置换髌骨的学者认为，髌骨置换能够减轻患者膝前痛，增强股四头肌肌力，从而大大改善膝关节的运动功能。而且与假体相比较，虽然患者自身的髌骨更能贴合人体滑车面，会有更好的髌骨运动轨迹，但是在 TKA 后，股骨假体的髌股关节面和力学特性会发生改变，原来的贴合优点将不复存在。有学者报道，在初次行 TKA 时，髌骨软骨面良好的患者，在行二次手术时均发现有软骨面的破坏，所以应该采用与股骨假体相匹配的髌骨假体来防止髌软骨的损坏。如今的髌骨表面置换已成为 TKA 中能够使患者满意度大幅提升的选择术式。但是髌骨置换后髌骨骨折、假体磨损松动、髌骨撞击综合征等并发症的出现，使有些学者更倾向于选择性髌骨置换。许多学者也建议根据髌骨厚度、术前膝前痛情况、髌软骨的损坏情况、是否为风湿性关节炎和术者的手术经验来选择性置换髌骨。髌骨置换在各个国家的 TKA 中的使用率也不尽相同。Wallin 和 Dalholm 在 2009 年的一份年度报告中报道了各国的髌骨置换率：瑞典＜ 10%，丹麦 70%，挪威 5%，澳大利亚 45%。Phillips 等调查表明，在英国的 TKA 中，32% 常规置换髌骨，49% 选择性置换髌骨，19% 从不置换髌骨。

参考文献

[1]　吕厚山，关振鹏，袁燕林，等 . 屈曲位骨性强直的人工全膝关节置换技术与临床效果 . 中华骨科杂志，2002，22（9）：16-21.

[2]　RITTER M A，HANY L D. Medial screws and cement：a possmle me—chanical augmentation in total knee arthroplasty. J Archroplasty，2004，19（5）：587-589.

[3]　张洪美，赵铁军，孙钢，等 . 全膝关节置换术中胫骨近端骨缺损的处理 . 中华骨科杂志，2007（5）：347-350.

[4]　DEMIRKALE I，TECIMEL O，SESEN H，et al. Nondrainage decreases blood transfusion need and infection rate in bilateral total knee arthroplasty. J Arthroplasty，2014，29（5）：993-997.

[5]　刘杰，王栓科，台会平，等 . TKA 术后放置引流与否对围手术期失血量的影响 . 中国骨与关节损伤杂志，2011，26（4）：364-365.

[6]　HORNE G，DEVANE P，ADAMS K . Complications and outcomes of single-stage bilateral total knee arthroplasty. ANZ Journal of Surgery，2005，75（9）：734-738.

[7]　DORR L D，UDOMKIAT P，SZENOHRADSZKY J，et al. Intraoperative monitoring for safety of bilateral total knee replacement. Clin Orthop Relat Res，2002（396）：142-151.

[8]　COHEN R G. Primer on minimally invasive subvastus total knee arthroplasty. Oper Tech Orthop，2006，16（3）：140-144.

[9]　SCHNURR C，NESSLER J，KÖNIG D P. Is referencing the posterior condyles sufficient to achieve a rectangular flexion gap in total knee arthroplasty. Int Orthop，2009，33（6）：1561-1565.

[10]　KINZEL V，LEDGER M，SHAKESPEARE D. Can the epicondylar axis be defined accurately in total knee arthroplasty?Knee，2005，12（4）：293-296.

[11] LEE H J，LEE J S，JUNG H J，et al. Comparison of joint line position changes after primary bilateral total knee arthroplasty performed using the navigation-assisted measured gap resection or gap balancing techniques. Knee Surg Sports Traumatol Arthrosc，2011，19（12）：2027-2032.

[12] PANG H N，YEO S J，CHONG H C，et al. Computer-assisted gap balancing technique improves outcome in total knee arthroplasty，compared with conventional measured resection technique. Knee Surg Sports Traumatol Arthrosc，2011，19（9）：1496-1503.

[13] HUNGERFORD D S，KRACKOW K A. Total joint arthroplasty of the knee. Clin Orthop Relat Res，1985（192）：23-33.

[14] INSALL J N. Constraint in TKA：elderly patient，elderly surgeon? Orthopedics，1999，22（9）：885-886.

[15] NIINIMAKI T，ESKELINEN A，MAKEL A K，et al. Unicompartmental knee arthroplasty survivorship is lower than TKA survivorship：a 27-year Finnish registry study. Clin Orthop Relat Res，2014，472（5）：1496-1501.

[16] TANG X，WANG S F，ZHAN S Y，et al. The prevalence of symptomatic knee osteoarthritis in China results from the China health and retirement longitudinal study. Arthritis Rheumatol，2016，68（3）：648-653.

[17] LOTKE P A，CAROLAN G F，PURI N. Impaction grafting for bone defects in revision total knee arthroplasty. Clin Orthop Relat Res，2006，446：99-103.

[18] DASA V，LENSING G，PARSONS M，et al. Percutaneous freezing of sensory nerves prior to total knee arthroplasty. Knee，2016，23（3）：523-528.

[19] GONZALEZ A I，LUIME J J，UCKAY I，et al. Is there an association between smoking status and prosthetic joint infection after primary total joint arthroplasty? J Arthroplasty，2018，33（7）：2218-2224.

[20] PILLING R W，MOULDER E，ALLGAR V，et al. Patellar resurfacing in primary total knee replacement：a meta-analysis. J Bone Joint Surg Am，2012，94（24）：2270-2278.

[21] 王坤正. 图解膝关节置换手术操作与技巧. 北京：科学出版社，2019.

[22] 周殿阁. 全膝关节置换手术技巧：截骨与软组织平衡. 天津：天津科技翻译出版有限公司，2020.

[23] 吴海山，吴宇黎. 人工膝关节外科学：从初次置换到翻修手术. 北京：人民军医出版社，2005.

[24] 阿肖克•拉杰构巴. 膝关节外科学. 孙永强，王上增，译. 沈阳：辽宁科学技术出版社，2017.